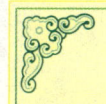

国医绝学百日通

人体49大保健特效穴位

李玉波 翟志光 袁香桃 ◎ 主编

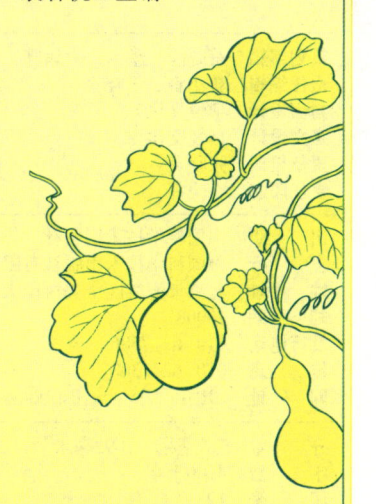

中国科学技术出版社
·北京·

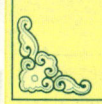

图书在版编目（CIP）数据

人体49大保健特效穴位 / 李玉波，翟志光，袁香桃主编. —— 北京：中国科学技术出版社，2025.2
（国医绝学百日通）
ISBN 978-7-5236-0766-4

Ⅰ.①人… Ⅱ.①李…②翟…③袁… Ⅲ.①穴位按压疗法 Ⅳ.①R245.9

中国国家版本馆CIP数据核字（2024）第098653号

策划编辑	符晓静 李洁 卢紫晔
责任编辑	曹小雅 王晓平
封面设计	博悦文化
正文设计	博悦文化
责任校对	张晓莉
责任印制	李晓霖

出　　版	中国科学技术出版社
发　　行	中国科学技术出版社有限公司
地　　址	北京市海淀区中关村南大街 16 号
邮　　编	100081
发行电话	010-62173865
传　　真	010-62173081
网　　址	http://www.cspbooks.com.cn

开　　本	787毫米×1092毫米　1/32
字　　数	4100千字
印　　张	123
版　　次	2025 年 2 月第 1 版
印　　次	2025 年 2 月第 1 次印刷
印　　刷	小森印刷（天津）有限公司
书　　号	ISBN 978-7-5236-0766-4 / R・3282
定　　价	615.00元（全41册）

（凡购买本社图书，如有缺页、倒页、脱页者，本社销售中心负责调换）

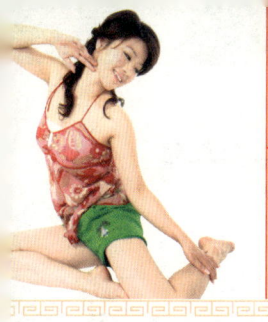

目录

第一章 特效穴位与经络——身体里的"保健专家"

第一节 永葆健康的人体经络..2

第二节 让百病莫侵的特效穴位..5

第三节 一学就会的居家按摩手法..7

第四节 拔罐、刮痧、灸法同样值得尝试..8

第二章 养生祛病莫忘8大经穴

第一节 足三里——身体安康的灵丹妙药..10

第二节 内关——祛病美容的灵丹妙药..13

第三节 合谷——治病广泛的止痛圣药..19

第四节 神阙——返老还童的养生灵药..27

第五节 涌泉——脚上祛病的广谱良药..33

第六节 百会——治疗百病的凝神仙丹..35

第七节 足太阳膀胱经——全身病证的主治医师..........................37

第八节 督脉——举足轻重的主任医师..41

第三章　滋养五脏的17大特效穴位与经络

第一节　滋养肺的特效穴位与经络……………………………50

第二节　滋养心的特效穴位与经络……………………………53

第三节　滋养肝的特效穴位与经络……………………………55

第四节　滋养脾的特效穴位与经络……………………………57

第五节　滋养肾的特效穴位与经络……………………………63

第四章　16大特效穴位与经络养生四季各不同

第一节　特效穴位与经络的春季养生…………………………70

第二节　特效穴位与经络的夏季养生…………………………75

第三节　特效穴位与经络的秋季养生…………………………79

第四节　特效穴位与经络的冬季养生…………………………81

第五章　性保健的8大特效穴位与经络

第一节　按一按，"性"福自然来………………………………86

第二节　增强性功能的11大特效穴位…………………………87

第三节　3大经络助你找回"性"福感…………………………91

第一章 特效穴位与经络——身体里的「保健专家」

经络在人体里纵横交错、贯穿上下、沟通内外，是人体功能的调控系统。而特效穴位遍布全身，与人体的脏腑器官相联系，对身体的健康起着重要作用。了解特效穴位和经络的保健知识，是预防和治疗疾病、永葆身体健康的宝典。

第一节 永葆青春的人体经络

经络是永葆健康的宝藏

中医把人看作一个整体，经络内属脏腑，外络肢节，沟通于脏腑与体表之间，将人体脏腑、组织器官连结成一个有机的整体，并借以行气血、营阴阳，使人体各部分的功能可以保持协调和相对平衡。中医的经典《黄帝内经》中对经络的作用作了详尽描述，并指出经络可以"决死生，治百病"，这是对经络的地位和功能的经典概括。虽然现在的医学技术很发达，但我们也不可能时刻把医生带在身边。如果我们掌握了经络的循行分布特点，就可以充分利用经络和穴位对生理、病理、诊断、治疗等方面的作用进行自我保健、预防疾病。可以说，人体经络是我们每个人永葆健康的宝藏。

任脉主血，督脉主气

十二经脉和任督二脉是经络的主体，在自我保健和防治疾病中起主要作用。任督二脉属于奇经八脉，因具有明确穴位，医家将其与十二经脉合称为十四经脉。任脉主血，为阴脉之海；督脉主气，为阳脉之海。也就是说，任督二脉分别对十二经脉中的手足六阴经脉与六阳经脉起着主导作用。而十二经脉各有各的腑脏和循行分布部位，对防治疾病也有所侧重，它们相互配合，共同保证人体功能的正常运转。

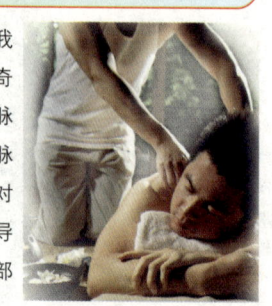

按摩任督二脉，可以疏通经络，养气活血

络脉是维系健康的纽带

络脉是人体内经脉的分支,纵横交错,网络周身,无处不至。络脉包括别络、浮络、孙络三类。别络是较大的分支,十二经脉和任督二脉各自别出一络,加上脾之大络,共计15条,故又称为十五络脉。

十五络脉具有沟通表里经脉,统率浮络、孙络,灌渗气血,补充十二经脉循行不足的作用。

浮络是络脉中浮行于浅表部位的分支,孙络则是络脉中最细小的分支,它们没有固定的循行路线和主治病候。

络脉是维系健康的纽带,只有保持络脉的通畅才能保障人体的健康。

冲脉、带脉、跷脉、维脉是气血的协调者

在经络这一随身医疗队中,奇经八脉中的冲脉是十二经脉之海,可调节十二经脉气血;带脉约束纵行诸脉;阴、阳跷脉"分主一身之阴阳",具有濡养眼目,掌管眼睑开合和下肢运动的作用;阴维脉和阳维脉"维络诸阴阳",主一身之表里;冲脉、带脉、跷脉、维脉与人体十二经脉之间具有广泛而密切的联系。

奇经八脉沟通了十二经脉之间的联系,将部位相近、功能相似的经脉联系起来,起到统摄经脉气血、协调阴阳的作用,对十二经脉气血有着蓄积和渗灌的调节作用。

十二皮部和经筋是前线的守护者

十二皮部和十二经筋永远站在人体最前线抵御疾病。十二经筋的主要作用是约束骨骼,掌握关节活动。十二皮部则是经脉的气血在皮肤内的分布。皮肤是人体系统的第一道防火墙,可以保护机体,抵抗病魔入侵。当我们的内脏和经络出现问题时,也会在皮肤上有所反映,比如皮肤变暗、没有光泽、出现色斑或者长痘等。

经络按摩，永葆健康

我们在按摩找穴位的时候，因个体差异很大，找准穴位比较困难。这时，只要掌握了经络的走向、位置，就可以达到治病的效果。经络医师通常采取多种手段来治疗疾病。

□ 推捋经络

推捋经络可以疏通经气，也能达到防病治病的目的。例如坐在椅子上，把手自然分开，放在大腿中部，由上往下推，拇指和中指的位置相当于足太阴脾经和足阳明胃经的循行路线。

□ 敲揉经络

平时我们走路走得两腿酸痛时，习惯的动作就是捶腿，敲揉经络相对于推捋来说刺激更大些，更有甚者认为敲揉的疗效比针灸还要好。因此，日常休息时，可以用手掌侧峰或木槌等工具对全身经络进行敲揉。

□ 循搓经络

循是指顺着经络循行方向，搓是指两手夹持上下肢用力搓摩。循搓经络利用搓摩生热原理，并且顺着经络循行方向进行搓摩，所以具有补虚散寒的作用，对于缓解肢体麻木冷痛有很好的疗效。

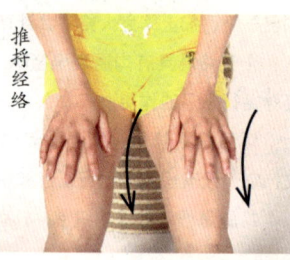

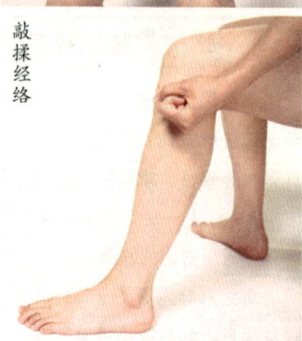

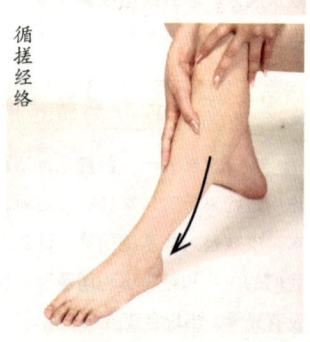

推捋经络

敲揉经络

循搓经络

第二节 让百病莫侵的特效穴位

经络是我们人体健康的晴雨表,是与我们朝夕相伴的良师益友,是蕴藏着巨大作用的天然药库。而特效穴位就像生命和身体的守护神,当我们的身体出现问题时,立刻为我们的健康保驾护航。

十二原穴——生命活动的原动力

十二经脉在腕、踝关节附近部位各有一原穴,是脏腑元气经过和留止的部位。元气源于肾,藏于丹田,是人体生命活动的原动力。元气借三焦之道,输入五脏六腑,头身四肢。原穴作为脏腑元气经过和留止的部位,能反映脏腑的病变。十二经脉的原穴包括太渊、大陵、神门、合谷、阳池、腕骨、太白、大冲、太溪、冲阳、丘墟、京骨。

十六郄穴——急重病的晴雨表

郄穴是各经经气深集的部位,用于急重病气血凝滞症,有使气血通透的作用,临床用其治疗急重病往往能收到异乎寻常的效果。

郄穴常被作为治疗急性病痛和压痛检查的要穴。当某脏腑有病变时,可按压郄穴进行检查。十六郄穴主要包括孔最、郄门、阴郄、温溜、会宗、养老、地机、中都、水泉、梁丘、外丘、金门、筑宾、阳交、交信、附阳。

经外奇穴——疗效独特的治病能手

经外奇穴指既有一定的名称,又有明确的位置,但尚未归入或不便归入十四经脉系统的腧穴。其主治单一,疗效奇特,因而又被称为奇穴。经外奇穴无规律可言，但是可以在疾病的治疗中充分应用。

八脉交会穴——身边常在的好助手

人体内存在着奇经八脉与十二经脉经气相通的八个穴位，称八脉交会穴。八脉交会穴包括公孙穴、内关穴、外关穴、足临泣穴、后溪穴、申脉穴、列缺穴、照海穴，这八个穴位可以说是治病的灵药。

五输穴——四肢疾病的治疗者

五输穴是指十二经脉分布于四肢、肘、膝关节至四肢末梢的五个特定的腧穴，即"井、荥、输、经、合"强穴。五输穴位于四肢，极易取穴。

八会穴——八种脏器功能的掌管者

八会穴是指对脏、腑、气、血、筋、脉、骨、髓分别有重要作用的八个穴位，它们与其所属的八种脏器的生理功能有着非常密切的关系。八会穴包括脏会章门、腑会中脘、气会膻中、血会膈俞、筋会阳陵泉、脉会太渊、骨会大杼、髓会绝骨。

十二背俞穴——脏腑疾病的治疗师

背俞穴是五脏六腑之气输注于腰背部的穴位，共十二个。十二背俞穴都属足太阳膀胱经的经穴，包括肺俞、厥阴俞、心俞、肝俞、胆俞、脾俞、胃俞、三焦俞、肾俞、大肠俞、小肠俞、膀胱俞。背俞穴与相应脏腑位置的高低基本一致。

阿是穴——遍布全身的疗疾师

阿是穴不是某个固定的穴位，全身任何一个部位都有可能是阿是穴。只要在我们确定的某个大体部位用手指按压，哪里有明显的酸、麻、胀、痛等感觉，哪里就是阿是穴。

第三节 一学就会的居家按摩手法

日常生活中我们可以多了解和学习一些居家按摩手法，这对于家人的健康具有积极的促进作用。经络穴位按摩常用的手法有以下几种。

◎**推法**：用手指指腹、手掌或拳面着力于人体一定部位或穴位上，用力向一定方向推动。推时用力要稳，速度要缓慢，着力部位要紧贴皮肤。

◎**拿法**：用大拇指和食指、中指或大拇指和其余四指对称用力，捏拿一定的部位和穴位，进行一紧一松的拿捏。

◎**按法**：用手指、手掌或握拳时手指的背屈侧以敏捷轻快的手法，用轻重不同的力量在患者的患部或特定的穴位上进行按压。

◎**摩法**：用掌心、大拇指或其他手指在患者身上的疼痛部位或周围及特定部位进行有规律的摩擦。

◎**揉法**：以指腹、掌根等部位着力，固定于受限处或某一穴位，做温柔和缓的环旋活动。此法适用于全身各处。

◎**搓法**：用双手掌面夹住一定部位，相对用力，来回快速搓揉。

◎**点法**：用屈曲的指间关节突起部分为着力点，按压于某一治疗点上。

◎**捻法**：用拇指和食指罗纹面捏住患侧的手指等小关节部位对称性地反复交替揉动。操作时动作宜匀速、灵活。

◎**击打法**：用手指或辅助器具等敲打穴位或经络。

◎**滚法**：用手背部的近小指侧部分按压在一定的体表部位上，腕部做前、后、左、右连续不断地滚动。此法常用于肌肉丰厚之处。

◎**抹法**：单手或双手拇指指纹面紧贴皮肤，以上下或左右往返移动的手法进行按摩。此法常用于颜面部穴位按摩。

◎**拨法**：将手指指端嵌入软组织缝隙中，然后做横向的拨动，称为拨法。临床上常分为拇指拨法、掌指拨法及肘拨法。

第四节 拔罐、刮痧、灸法同样值得尝试

拔罐

拔罐是民间对拔罐疗法的俗称，它是借助热力或物理方法排出罐内空气，利用负压使其吸着于皮肤，造成瘀血现象的一种治病方法。这种疗法可以逐寒祛湿、疏通经络、行气活血、消肿止痛，具有调整人体阴阳平衡、解除疲劳、增强体质的功能。许多疾病都可以采用拔罐疗法进行治疗，既容易掌握又安全有效。

刮痧

刮痧是用刮痧板蘸刮痧油反复刮动患者的某处皮肤，是治疗疾病的一种常见方法。

刮痧通过使经络穴位处充血，改善局部微循环，起到祛除邪气，疏通经络，舒筋理气，祛风散寒，清热除湿，活血化瘀，消肿止痛，以增强机体自身潜在的抗病能力和免疫机能，从而达到扶正祛邪，防病治病的作用。

灸法

灸法使用艾绒、艾条或其他药物放置体表的腧穴或疼痛处烧灼、温熨，借灸火的温和热力及药物作用，通过经络的传导，以温通经脉、调和气血、协调阴阳、扶正祛邪，从而达到治疗疾病、防病保健、养生美容的功效。此法的运用可辅以各种灸器。

第二章 养生祛病莫忘 8 大经穴

从古至今，人们都在追求健康、长寿，而健康的身体离不开自身的保养。养生祛病，首先要牢牢记住8大特效经穴——足三里、内关、合谷、神阙、涌泉、百会、督脉、足太阳膀胱经。它们将成为我们的良师益友，陪伴我们走过健康的一生。

第一节 足三里
——身体安康的灵丹妙药

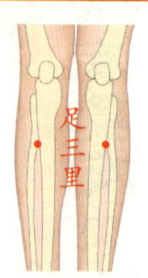

在人体所有穴位中,最著名的穴位恐怕要属足三里了。足三里是保健要穴和长寿大穴,可以说它是人们身体健康的灵丹妙药。

经常按摩足三里穴,可以调脾健胃、益气活血、补血养阴。

🌸 足三里是调节胃脾的灵药

足三里穴是古代针灸医学家在临床实践中总结出来的4个常用特效穴位之一。《四总穴歌》中讲到的"肚腹三里留",就是说凡是腹部的疾病一般都可以通过足三里穴来治疗。足三里穴是足阳明胃经的合穴,合主"逆气而泄",是胃经经气的必经之处,"经络所过,主治所及"。由于足三里循胃经直通胃脏,而胃经与脾经又互为表里,凡脾胃失调、消化系统的疾病,比如胃痛、腹痛、腹胀、腹泻及呕吐等病证,刺激足三里穴都会有明显疗效。当胃痛发作时,揉按足三里即可缓解疼痛;醉酒后,如果觉得想吐又吐不出来,可使劲揉按足三里穴,便能很快吐出来,从而缓解胃肠不适感。

🌸 常按足三里,祛病又延年

足三里穴位于肘膝关节附近,在外膝眼下4横指、旁开1横指处,找穴时,可以用食指第二关节沿胫骨上移,到达突出的胫骨粗隆下1横指处,即为此穴。"腧穴所在，主治所在"，足三里穴既然位于膝关节附近的小腿上，刺激它当然也能够缓解膝腿的疼痛。俗话说："若要身安康，三里常不干。"这句话强调的就是如果想要身体安康，就要经常刺激按摩足三里

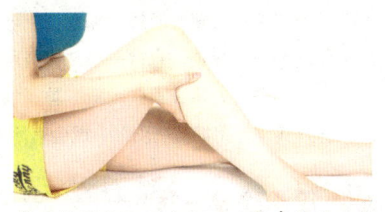

每天按压足三里穴，可以强身健体，祛病延年

穴。足三里穴作为合穴是全身经脉流注会合的穴位，所以全身气血不和或阳气虚衰引起的病证，尤其是胃经气血不和时，敲打足三里穴就能够得到缓解。

每天用大拇指或中指按压两侧足三里穴各1次，每次每穴按压5～10分钟，或用艾条在足三里穴行温和灸或回旋灸，每天1次，每次灸15～20分钟，坚持2～3个月。尤其是在每年的冬至、夏至期间即行艾灸，可以强身健体，祛病延年，使人精神焕发。

足三里是补虚保健的良药

传统中医认为，老母鸡肉能补肾益精、补益脾胃、补血养阴，可用于治疗阳痿、遗精少精、食欲不振、面色萎黄或产后体虚、头晕、少乳闭经、月经量少等症状，对于久病体虚的人颇为适宜。人们在长期与疾病斗争的实践中，发现足三里穴具有和鸡肉类似的补虚保健作用。现代研究也发现，足三里穴对于多个器官系统的功能都具有双向调节作用，能刺激骨髓造血机能，使红细胞、中性粒细胞、血小板增多，从而提高机体的免疫力等。这充分说明了足三里穴能调节机体功能，具有很好的预防疾病和养生保健作用。我国唐代的重要医籍《外台秘要》中说："三里养先后天之气，灸三里可使元气不衰，故称长寿之灸。"

足三里是全身疗疾的"仙丹"

由于足阳明经从头一直走到脚，所以足三里穴除了对消化系统有特效，对五脏六腑和从头到脚的病证，如头痛、牙痛、精神失常、发热、鼻

炎、口唇溃疡、哮喘、心悸、高血压、腹胀及泌尿生殖系统、下肢和全身的关节痛等都有疗效，也就是说凡胃经所经过之处的疾病，刺激足三里穴都有益处。可见，足三里穴就像一颗"仙丹"，不管什么病，只要掌握了"服药方式"，用好"药引"，就会有所益处。

讲求按摩方法

□ 工具

钥匙、笔、木棍及按摩器具等都是可增强疗效的"药引"，也可在局部刮痧、拔罐，甚至艾灸（可以用暖手宝或吹风机临时代替）。

□ 方法

要根据病痛的具体部位，使用不同的按摩手法。当胃胀、胃脘疼痛时，就要在按住足三里穴的情况下往上方使力推揉；当腹部正中出现不适时，就需要往内直按；当小腹疼痛时，则要往下方使力按揉。

□ 注意事项

也许有人会遇到这样的难题："都说足三里穴有那么多功效，可我按了为什么不管用啊？"那可能是因为力度不够，揉按时要以穴位局部有明显酸胀感为度，如果施力较弱，作用也就不明显了。

国医小课堂

日常刮痧的禁忌

白血病、血小板少者慎刮；心脏病出现心力衰竭者、肾衰竭者、肝硬化腹水者、全身重度浮肿者禁刮；下肢静脉曲张者，刮拭方向应从下向上轻刮。

第二节 内关
——祛病美容的灵丹妙药

"内关"一词中"内"指内脏,"关"指关卡,即出入要地,内关的全称意指心包经的体表经气由此注入体内,是内在关要。内关穴的作用很大,位置也很好找,在手臂内侧,腕横纹下3横指处,位于掌长肌腱与桡侧腕屈肌腱之间。取穴时,一手微握拳,另一手食指、中指、无名指三指相并于腕横纹上,便可找到位于两条肌腱间的内关穴。手厥阴之络由此别出,沿本经通过肘关、肩关,上行系于心包络。此穴归属于手厥阴心包经,为心包经络穴,又是八脉交会穴之一,通于阴维脉。

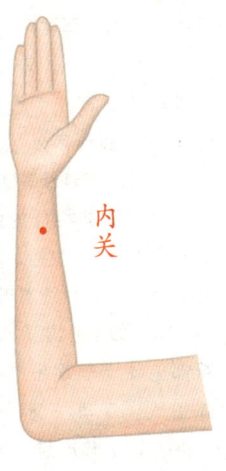

内关

内关是宽胸顺气,呃逆利膈的灵药

按中医针灸理论,穴位经络联系着各脏腑,内关穴属于手厥心包经,始于胸中,出心包经,下行至横膈膜,有宽胸利气、利膈的作用。因此,按揉内关穴,可解除膈肌痉挛,宽胸顺气,从而达到治疗呃逆的目的。

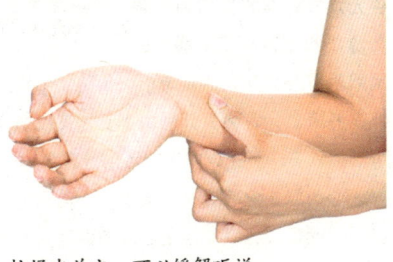

按揉内关穴,可以缓解呃逆

内关调气血，抗衰又美颜

对于衰老，医家经典《黄帝内经》言道："五七阳明脉衰，面始焦，发始堕。六七三阳脉衰于上，面皆焦，发始白"这句话说明面部失去光泽是衰老的主要外在表现。那么，这样说来美容就应该是抗衰老的重要环节。内关穴为手厥阴心包经络穴，它与三焦相通，所以多刺激内关穴既可以养心，又可以调理三焦。"有诸内者，必形诸外"，内脏精气的盛衰及其功能的强弱，会显露在相应的体表组织器官上。心主神，其华在面，全身的血脉统属于心，由心主司，如果心出了问题就会从面部色泽上表现出来；肺主气，荣养一身之皮毛，上焦心肺气血充足，自然就会反映到脸上，使人容光焕发；脾胃为气血生化之源，和脾胃有密切联系的

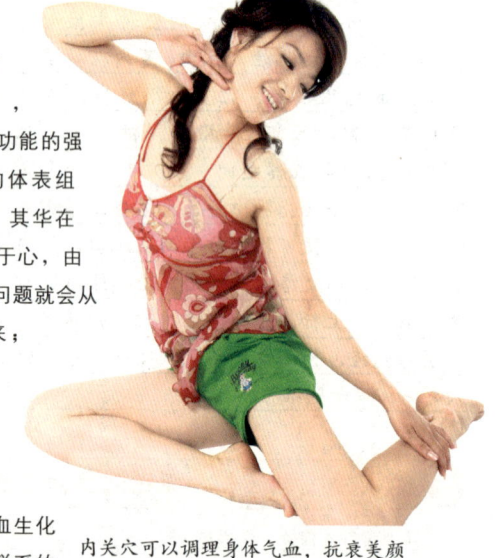

内关穴可以调理身体气血，抗衰美颜

足阳明胃经又与人的衰老密切相关，中焦脾胃化源充足，自然也可美形于外；肝藏血，肾为先天之本，女子又以血为用，肝肾功能正常，表现于外可形神皆美。可见，内关穴可以调理身体气血以抗衰美颜。

心为君主之官，神明出焉，心与人的睡眠息息相关。我们常说睡个美容觉，就是说睡眠充足是养颜的保证。养颜首先要养心，更要养神。现代生活中，女性撑起了半边天的同时，也承担了过重的生活和工作压力。由

于长期情志不舒、睡眠不足、气机郁滞等问题，影响了女性的神采容貌，如：表情抑郁或呆滞、面部肿胀、黄褐斑、脱发、早衰等。

日常生活中，如果能时常注意对精气神的调养，多刺激内关、神门、太冲等调理神志和情绪的穴位，将会使许多美容问题得到解决。

内关治胃显奇效

内关穴是手厥阴心包经之络穴，与三焦经相通，三焦包含了上焦心肺、中焦脾胃，也包含了下焦肝肾，而胃与心包又相隔仅一间，"经络所过，主治所及"，所以内关穴既可治疗心脏的病证，又是消化系统疾病，特别是胃病的首选良穴，常用于治疗食欲不振、脘腹胀满和疼痛、恶心、呕吐等疾病。一旦感觉胃不舒服，就轮流用左右手的拇指按揉另一只胳膊的内关穴，便能收到立竿见影的缓解效果。

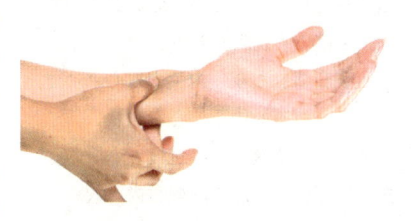

在胃疼的时候，按摩内关穴，可以缓解恶心、呕吐等症状

其实，保养胃特别简单，就是经常按揉内关穴。按揉的时间也可灵活掌握，如可以利用坐车或者看电视的时间按揉内关穴。胃痛呕吐时，可以刺激内关穴以止痛和止呕。晕车时，可以按揉内关穴以缓解心慌、头晕、恶心、呕吐等不适感。在内关穴用生姜外敷，还可以缓解妊娠呕吐症状。

心肺疾病找内关

内关穴属心包经，心包经起于胸中，所以针刺和按摩内关穴对呼吸系统的疾病及不适，如哮喘、肺气肿、肺心病等都有一定的疗效。另外，在《黄帝内经》中有这样的记载："手心主之别，名曰内关，心系实则心痛。"古典的经络学说早就把心脏病和心包经的内关穴联系起来了，针刺和按摩心包经的内关穴可以预防和治疗心脏病。

内关是调节心率的双面手

内关穴为八脉交会穴，通阴维脉，"阴维为病苦心痛"，且内关穴还属手厥阴心包经，所以内关穴常用于治疗心脏方面的病证。曾经在一家医院发生了这样一件事：一天急诊室来了一名室上性心动过速的患者，患者的心率达到260次/分，非常危险。抢救时，一名护士拿起输液针头就朝患者内关穴刺了下去，虽说她取穴时因情急没有避开动脉血管而使血液喷了一身，但却使患者的心率逐渐减慢了，最后达到90次/分，从而转危为安。我们在这里不谈论护士的行为对错，只是从这一事件中可以看到内关穴治疗心脏疾病的奇效。

现代研究表明，内关穴对心率具有双向调节的作用，心率过快，刺激内关可变慢，心率过慢，刺激内关穴可变快。总之，刺激内关穴可把心率控制在（60～100）次/分这一正常范围内。

在临床上，许多心血管科的医师也经常使用内关穴进行治疗，比如当冠心病、心绞痛、心律失常发作时，用力按揉内关穴，能迅速止痛或调整心率。可以说，内关

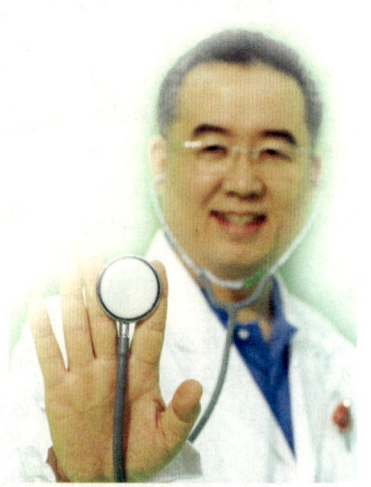

内关穴对调节心率具有双向调节的作用

穴是双向调节心率的救心丹。需要注意的是，不是人人都能把穴位找准，对于重症急性发作的心脏病患者，病情发作时应立即服药或去医院，以免耽误病情。

神志疾病取内关

内关穴属手厥阴心包经，心主血脉，又主神明，心包与心本属一体，

其气相通。心包为心之外膜，络为膜外气血通行的道路，心包络是心脏所主的经脉。心不受邪，由心包代心受邪而为病，凡邪犯心包影响心脏的神志病和气滞脉中心络瘀阻所致病证皆可取内关穴。例如，古书记载"某夫人半月不食，目闭不开。针内关，目开而能食。"另外，用笔或牙签等物按压内关穴也可以缓解癔症患者悲伤欲哭的情绪。考生考试前，用右手大拇指轻轻地、有节奏地按摩内关穴还能调节考前的紧张情绪。

内关的按摩手法

内关因部位暴露而易于取穴，按摩时不受时间、季节等条件限制，且操作简单、便于普及、疗效良好；在医护人员指导下，人人均能掌握、使用，故值得大力推广。

□工具

钥匙、笔、木棍及按摩器具等都是可以增强作用力的按摩工具，也可在局部艾灸或者用暖手宝、吹风机代替。

□方法

按压内关穴的方法是用大拇指垂直放在内关穴上，指甲的方向要竖向，和两筋平行，指甲要短，以指尖有节奏地按

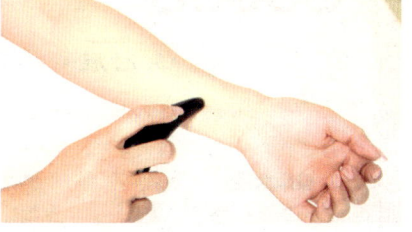

用按摩器械按揉内关穴，可增强力度

压并配合一些揉的动作，要有一定的力度，使内关穴产生一定的酸、麻、胀的感觉。如能使感觉下传到中指或上传到肘部，效果会更好。

□注意事项

不同穴位因解剖位置和结构特点不同，按揉的力度要求也有所不同。就内关穴而言，因为穴位靠近正中神经，按摩时一定要用力适中。力度小

了，作用差；力度大了，会损伤正中神经，导致患者双手不能自由活动，甚至连端洗脸盆的任务都不能完成。所以，揉按时要以穴位局部有明显酸胀感为度。有的读者看到这里有可能对按摩内关穴产生恐惧：太可怕了，不按了，万一伤了神经就麻烦了。

可以用辅助的按摩工具如梳子来按摩内关穴，从而达到按摩需要的力度

其实不要过于担心，我们的按摩力量有限，一般不会伤及神经。一旦按压力气大了，损伤了正中神经，也还是有解决办法的。比如给一个癔病患者缓解心慌，一旦出现按压力量过大，只要在患者手背背面第2、3和4、5两指掌骨之间反复推摩，症状很快就能缓解。如果正中神经损伤过于严重，导致手腕下垂，也不要过于惊慌，坚持不断刺激中指尖端的中冲穴，也能在一定程度上缓解神经损伤症状。

国医小课堂

屈肘展臂关节通

手臂有肩、肘、腕三个重要关节，为手三阴、手三阳经络循行的要道。对其按摩有滑利关节、温通经络之功效。

◎**擦摩六经**：一手掌紧贴另一手腕内侧，沿臂内侧，自下向上沿手三阴经擦至肩膀腋下，再翻转手腕由肩膀转擦手臂外侧，即沿手三阳经而下擦至手背。

◎**点穴通经**：以拇指指尖着力掐拿腕部太渊、大陵、内关外关穴；肘部曲池、手三里穴；肩部肩髎、肩髃、秉风、臂臑穴。

◎**展臂伸筋**：端坐或站立，先分别以两手中指按于两肩端的肩髃穴，两臂向内、外旋转5圈，再展臂扩胸5次，肩、肘、腕三节一线，手臂向外尽力扩展，然后屈肘翻腕，做摇橹式摇动5次，最后两臂伸直，以肩为圆心，做旋转动作。

第三节 合谷
——治病广泛的止痛圣药

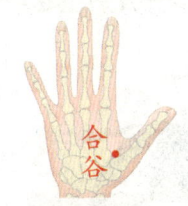

合谷又称虎口,为手阳明大肠经的原穴,是四总穴之一。在全身体表的数百个腧穴中,合谷穴的治疗范围最广泛,具有全身性的治疗作用。

🌸 合谷防疾显神通

□ 预防感冒

经常按揉合谷穴有贯通气血、促使阳气升发、奏扶正祛邪的功效,可以增强人体免疫力。现代研究也表明,刺激合谷穴对血细胞(白细胞、血小板)有双向调整作用,并可增强正常人白细胞的吞噬能力。同时,肺与大肠相表里,肺主气属卫,外合皮毛,点按合谷穴能开发腠理,宣通毛窍,清泄气、分之热,从而加强解表发汗的清热作用,故在临床治疗和预防感冒等外感疾病方面有良好的效果。

□ 预防中风

《黄帝内经》中说"诸风掉眩,皆属于肝",中风的发生和肝的关系十分密切。从五行的角度看,肺和大肠属金,金克木。而肝属木,当肺和大肠功能失调的时候,肝失去约束,进而产生与肝相关的病证,如中风、抽搐、口眼㖞斜、头晕、眩晕等。如果经常按揉合谷穴,就能泻掉大肠经的邪热,使肺和大肠的气机保持顺畅,一旦因情志或饮食等原因产生肝火,顺畅的大肠和肺的气机就会使肝火平复下来,就不会出现与肝相关的一系列病证了。

常按合谷，改善五官疾病

在一些穴位歌诀中都有这么一句：面口合谷收。意思就是说面部以及口部的毛病都可以通过合谷穴治疗。大肠经上有一个支脉，从缺盆走向颈部，通过脸颊到下牙龈后回绕至上唇，分左右交会于人中，夹鼻孔两侧接足阳明经，根据"经络所过，主治所及"的原理。只要刺激合谷穴，就可以使合谷穴所属的大肠经脉循行之处的组织和器官的疾病症状得以减轻或消除。凡是头部和面部的疾病，像头痛、牙痛、发热、口干、流鼻血、颈痛、咽喉病及其他五官科疾病，通过刺激合谷穴都可以得到缓解和治疗。古人就经常用合谷穴来治疗头部和面部的疾病，正如《针灸甲乙经》中所说的"齿龋痛，合谷主之"。

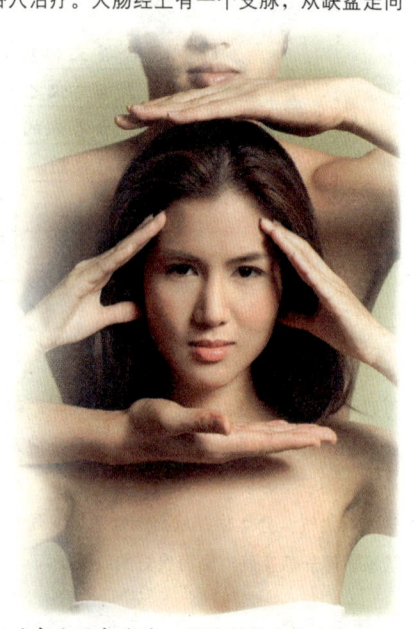

头部和面部疾病，通过刺激合谷穴都可以得到缓解和治疗

治疗面瘫，合谷更是必取之穴。有过敏性鼻炎的人也可以常常按压合谷穴，以缓解症状。总之，合谷穴是治疗五官科疾病的奇穴。

合谷是行气活血的止痛药

合谷为手阳明大肠经的原穴，也就是大肠经元气经过和停留的部位。

手阳明大肠经是多气多血之经，所以这个穴位经气旺盛。用手指按压或刺激合谷穴，经络本身就可以跟它相关的肌肉、骨头、血管、关节联络，改善循环不顺畅的问题。"通则不痛"，经络气血顺畅了，就可以达到很好的止痛效果。合谷穴还可以治疗远端疾病，例如牙疼时按合谷穴5分钟，疼痛会减轻许多。如果患牙龈炎，并且反复发作，经常按压合谷穴也能收到意想不到的效果。

合谷穴除了可以治疗牙龈肿痛、头痛及咽喉类疾病，如扁桃体炎引起的咽喉肿痛等；因为手阳明大肠经经过肩臂部，所以还可治疗手腕痛、上臂痛及肩背痛等。

现在，随着生活、工作压力的逐渐增大，女性痛经现象越来越普遍，大肠经是多气多血之经，所以按摩大肠经的原穴合谷穴，还可以行气活血，有效治疗行经疼痛，有痛经烦恼的女士不妨试试。

合谷养颜显奇效

美容医师借用合谷穴治疗头部和面部疾病的功能，将合谷穴应用于颜面五官的损美性病变治疗中。如治疗面瘫、面肌痉挛、黄褐斑、痤疮、酒糟鼻、皮肤过敏等疾病，都能收到很好的效果。

面瘫是一种"毁容"病，我们除按摩面部穴位或实行烤电、艾灸等理疗方法外，如能结合每天按揉相对一侧的合谷穴，面瘫的疗程会在一定程度上有所缩短。在治疗雀斑和脸部皮肤问题上，也可每天用两手拇指按摩合谷穴30~50次，以产生的酸胀感传达到上肢为

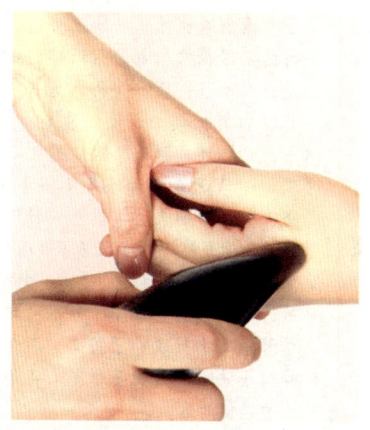

经常按摩合谷穴，可以美容养颜

度，日久就可以达到美容养颜的明显功效。

轻松找合谷，穴疗肠胃病

"五脏有疾，当取之十二原。"大肠经与足阳明胃经相接，又因为大肠经和胃经都是阳明经，二者"同气相求"，因此刺激合谷穴能调经气。对治疗胃脘和胃肠道方面的疾病有显著疗效。例如胃痛、呕吐、便秘、呃逆，甚至痔疮等发作、便血时，按摩或搓揉合谷穴，便可缓解肠风下血的症状。

合谷穴作为手边的肠胃药，是一个重要的保健穴位，常刺激不仅可以改

国医小课堂

不要刺激孕妇的合谷穴和三阴交穴

宋代针灸名家在《铜人腧穴针灸图经》里记载了这样一则刺合谷、三阴交穴堕胎的故事。南北朝时，宋国有个太子平素喜欢医术，一次出去游玩，遇到一名孕妇，太子和当时的名医徐文伯都分别给孕妇做了诊断，太子认为孕妇怀的是一个女孩，而徐文伯认为是一男一女龙凤胎。太子性情残暴，打算把孕妇剖腹以查看。如果这样，以当时的技术水平，孕妇还能活吗？医者有仁心，所以徐医师赶紧劝阻。后来，迫于无奈，徐医师不得不用针灸为孕妇堕胎，泻三阴交、补手阳明合谷，其胎应针而落，结果孕妇所怀的果然是龙凤胎。虽然一对龙凤胎不幸夭折，但在当时的那种情况下，徐医师为了挽救孕妇的生命，只能那样做了。在这里讲这个故事，是要提醒大家：千万不可刺孕妇的合谷穴和三阴交穴。尽管也有文献说补三阴交、泻合谷可以安胎，但在没掌握好补泻手法前，为稳妥起见，还是尽量不要刺激这两个行气活血的穴位为宜。

善肠胃功能，还可以延年益寿。

体内毒素的沉积，会造成人体正常生理机能被扰乱，影响新陈代谢。经常按压合谷穴，能够使大肠经脉处组织和器官的疾患得以减轻或消除，达到排出体内毒素的目的。最重要的是，按压合谷穴简单快捷，随时随地能给自己来个健康穴疗，即使是在和别人聊天的时候也可以按摩一会儿手部的合谷穴。

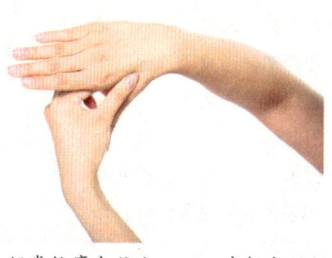

经常按摩合谷穴，可以减轻大肠经脉处组织和器官的疾患，并帮助人体排毒

回阳醒脑按合谷

在回阳九针歌中合谷穴为回阳九针穴之一，所以合谷穴还是一个急救穴，具有回阳的作用。《肘后歌》中说道，"口噤眼合药不下，合谷一针效甚奇"，如果因中暑、中风、虚脱等导致晕厥时，可用拇指掐捏患者的合谷穴，持续两三分钟，患者便可苏醒过来。如果同时用指尖掐按人中穴，醒脑回苏的效果则更好。

在日常生活中，当我们用脑一段时间后，大脑疲劳，头昏脑涨，需要提神解乏时，可按摩合谷穴；当出现神昏、晕厥、癫痫发作，需要醒脑开窍时，也可按摩合谷穴。

合谷是大夫巧治疾病的灵穴

《古今医统》就记载了这样一则医疗故事："镇南王妃苦风疾，先鲁御使以文中闻，文中焉诊候，按手合谷、曲池而潜针入焉，妃殊不知也，未几，手足并举，次日，起坐如常。"高明的大夫在患者没感觉疼痛的情况下，仅按合谷、曲池二穴就治愈了患者的顽疾，可见合谷穴治病效果之强。由于合谷穴作用显著，取穴方便，适应范围广泛，故被历代医家推崇为广谱良穴。

曾有个针灸医师因为凡治病必用合谷穴，而被称为"合谷大夫"。但"合谷大夫"的名声之所以流传开来，还是因为他善于利用合谷穴为人治病，也因此治好了许多病人。据相关文献统计，合谷穴对90多种病有显著疗效，所以合谷穴就成了大夫们的拿手灵药。对于普通人来说，按摩合谷穴对自己也有极大的好处。

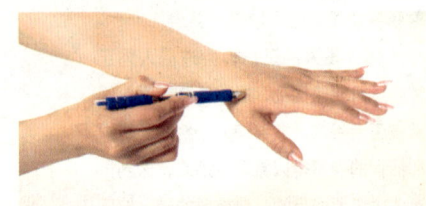

用笔尖按压合谷穴，缓解病痛疗效好

国医小课堂

合谷穴的位置

应该有很多人知道合谷穴，但你能准确找到它的位置吗？具体来说，合谷穴位于手背第1、2掌骨间，当拇指、食指合拢后，在虎口肌肉的最高点就是合谷穴。

这个穴有多种取法，在民间，还流传着另一种找合谷穴的方法：将一手拇指指关节横纹放在对侧手拇指、食指之间的指蹼缘上，屈指后该手拇指指尖处即为合谷穴。

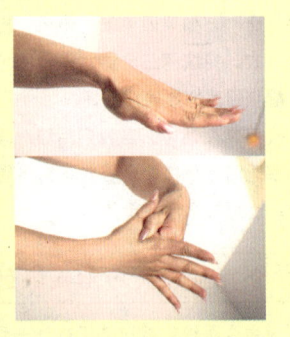

将对侧拇指关节横纹放在对侧手拇指、食指之间的指蹼上，找到合谷穴

合理按摩合谷穴

□工具

钥匙、笔、木棍及按摩器具等都是可增强作用力的按摩工具，也可在局部用吹风机的热风来吹。

□方法

因为合谷穴穴位易找、易操作，所以读者平时也可以自我点揉合谷穴来进行保健。按压合谷穴时，可用另一只手的拇指和食指指腹用力按压，直到产生酸胀感为度。如有轻微感冒时，可用右手大拇指指腹按压左手合谷穴，再用左手大拇指指腹按压右手合谷穴，左右各按压100次。按压力度要稍重，使其有酸麻感。按摩后可喝一杯温开水，使身体微微出汗，感冒即可得到缓解；而有过敏性鼻炎的人，也可以常常按压合谷穴，只要能持之以恒，就会有意想不到的效果；牙痛、头疼时，可以使劲地按揉合谷穴，剧烈的疼痛就会缓和下来。

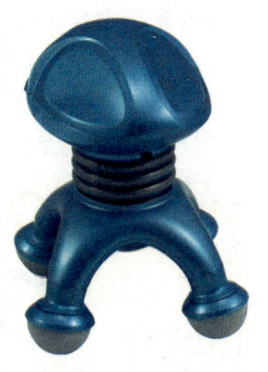

用按摩器具可以增强作用力

□注意事项

阳明经多气多血，最能耐受邪气，但长期刺激难免影响气血。尤其合谷穴为手阳明经穴位，具有行气活血之功效，所以体质较差的患者不宜给予较强的刺激，孕妇也不宜刺激合谷穴，以免因行气动血而流产。

合谷穴的功效

◎针刺合谷穴对呼吸系统功能有调整作用。
◎针刺合谷穴能改善冠状动脉的血液循环。

◎针刺合谷穴可加强胃的蠕动。

◎针刺合谷、外关、少泽穴，可促进生乳激素的分泌，解决新手妈妈的缺奶问题。

◎针刺合谷穴，能降低脑血管的紧张性，改善动脉弹性，提高血管搏动性、血液供应量，从而改善脑供血不足。

◎针刺合谷穴对血细胞（白细胞、血小板）有双向调节作用。

◎针刺合谷穴可增强正常人白细胞的吞噬能力，有效提高免疫力。

国医小课堂

成年人按摩注意事项

◎按摩前，按摩者要修剪指甲，指甲要与指腹顶端平齐。若指甲过长，容易损伤被按摩者的皮肤；若指甲过短，按压穴位时没有力道，会影响按摩效果。

◎按摩前，按摩者要清洁双手，同时将有碍操作的物品，如手表、戒指、手链等，事先摘掉。

◎按摩时，要根据气候选择恰当的环境。如夏天按摩时环境应是空气流通，气温适中，冬季按摩时环境应是室内温暖，温度在25℃左右，而且按摩者的双手一定要是热的，可以在按摩前将双手搓热。

◎按摩者要态度和蔼，严肃细心，并且要耐心地询问被按摩者的病情，以获取被按摩者的合作，叮嘱被按摩者放松精神、肌肉。

◎按摩者要确定穴位和手法，做到心中有数，考虑全面。

◎被按摩者与按摩者的位置要安排合适，特别是被按摩者采取坐、卧等姿势时，要舒适而又便于操作。

◎被按摩者在大怒、大喜、大恐、大悲等情绪激动的情况下，不要立即按摩，要调整情绪，调匀呼吸，宽衣松带。

◎按摩者手法要轻重合适，并随时观察被按摩者的表情，使被按摩者有舒服感。

第四节 神阙
——返老还童的养生灵药

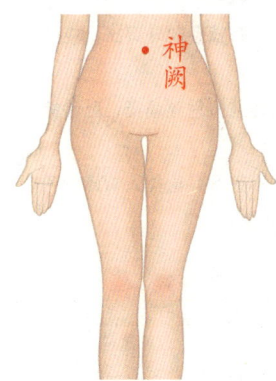

• 神阙

神阙穴就是人们常说的肚脐。阙，意为门楼、宫门；神阙，意为元神之气通行出入的门户。人体先天的强弱与此穴密切相关，所以神阙又被称为"先天之本源，生命之根蒂"。为此，古人有"脐为五脏六腑之本""元气归脏之根"的说法。神阙穴是任脉上的要穴，是调整脏腑、平衡阴阳的枢纽，可以调和脾胃、益气养血、温通元阳、复苏固脱。经常按摩神阙穴是古今养生家的重要养生方法。

黄金诊疗在神阙

关于神阙穴，还有一件有趣的事，有科学家用"黄金律"来测量人体，结果发现：从肚脐到脚的长度，与肚脐到头顶长度的比值，恰好等于0.618。也就是说，肚脐正位于人体的"黄金分割点"上。神阙穴保留了人体先天与后天的大量信息，是特殊的穴位信息点，它就像一台诊疗仪，通过这个诊疗仪，可以了解到人体的整体信息。

中医认为从肚脐的形状可以大致看出一个人的身体健康状况。

◎ **向上形**：肚脐眼向上延长，几乎成为一个顶端向上的三角形。具有这种肚脐的人，应多留意胃、胆囊、胰脏的健康状况。

◎ **向下形**：肚脐眼向下延长，呈一个顶端向下的倒三角形。这类人应注意预防胃下垂、便秘、慢性肠胃疾病及妇科疾病。

◎**海蛇形**：肚脐为海蛇形，则是肝硬化等肝脏疾病的征兆，要多加小心。

◎**满月形**：肚脐看起来结实丰盈，并且下腹有弹性。对于女性来说，这是卵巢功能良好的象征；对于男性来说，则是精存气盛、身体强健的表现。

◎**肚脐偏左**：应预防肠胃功能不佳、便秘或大肠黏膜等病变。

◎**肚脐偏右**：应注意肝炎、十二指肠溃疡等方面的疾病。

◎**肚脐凸出**：当腹部有大量积水或卵巢囊肿时，肚脐就会向外突出，应高度重视此类疾病。

◎**肚脐凹陷**：当肥胖或腹部发炎时，如患有粘连性结核性腹膜炎，肚脐就会向内凹陷。

◎**肚脐浅小**：表示身体较为虚弱，体内激素分泌不正常。这类人常感觉浑身无力，精神状况不佳，多见于甲状腺功能低下等病证。

返老还童灸神阙

明代都穆的《都公谭纂》中记载着这样一件趣闻：永乐年间，嘉兴人金晟任刑部主事。在一次讨贼中，官府缉拿了很多强盗。令金晟感到惊奇的是强盗头目的年龄竟高达125岁，且此人看上去"面如童子"。金晟拟文派人到此人原籍调查取证，发现他的年龄并没有谎报。金晟亲自审问这个强盗头目，问他长寿的秘诀。犯人答道："常以艾草灸其脐，故活至此。"

常灸神阙，可延年益寿

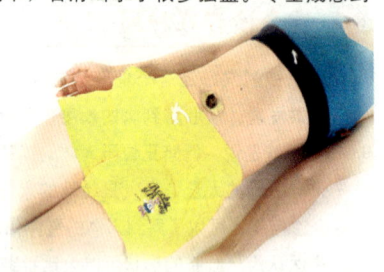

宋代《针灸资生经》中也有类似的记载："有人年老，面颜如童子者，盖每岁以鼠粪灸脐中一壮故也。"宋代医师窦材在《扁鹊心书》中也说："保命之法，烁艾第一，丹药第二，附子第三，人至三十，可三年一

灸脐下三百壮，六十可一年一灸脐下三百壮，令人长生不老。"

这些古代的记载告诉我们，要想延缓衰老就要激发身体的元气和元神，那么刺激人体的什么地方才能激发身体的元气和元神呢？这个地方就是"神阙"。

神阙调经气，治病显疗效

元神和元气是指人在生命开始时就有的神和气，很多疾病都源于元气的衰弱，比如精神萎靡不振、肠胃功能衰退、性功能低下，以及因气虚、中气下陷引起的胃下垂、脱肛、子宫脱垂等症。"治病必求于本"，治疗这些疾病就要重新激活元神之气。神阙穴作为元神之气通行出入之门户，被认为是经络之总枢，经气之汇海，能掌管人体诸经百脉。当人体气血阴阳失调而产生疾病时，通过刺激或施药于神阙穴，便能调整阴阳平衡，使气血和畅，收到祛邪治病的功效。艾灸神阙穴，有温补元气、健运脾胃、固脱复苏之功效。

《肘后方》记载："救猝死，灸脐中百壮。"现代医学研究也发现，艾灸患肌无力症的大白鼠的神阙穴，其炎症区坏死程度及细胞浸润明显减轻，能加快疾病的好转速度。现在，医学专家已把神阙穴的功效广泛应用

国医小课堂

互相按摩时的常用姿势

◎在家庭中两个人可以互相按摩，被按摩者可以选择坐位、跪坐、仰卧、俯卧等姿势，按摩者要采取方便按摩的姿势，如站立或屈膝跪坐在旁边。

◎按摩者在进行按摩时要掌握各种按摩方法，如按压各穴位时，伸直双臂，除用手指或掌心施压外，可借助自身重力施压。

于临床实践中。

神阙是长在身上的好药引

神阙穴位于脐部,脐部是人在胎儿时期从母体接受营养的通道。出生以后,这里又是腹壁的最后闭合处——脐下腹膜布有丰富的静脉网,腹部的很多动脉、静脉与之相连,药物易于从此处穿透,从而弥散,被血管吸收后布满全身。脐为先天凹陷处,壁最薄,与腹内组织距离最近,又置于阴脉之海——任脉上,为阴中之阴,与人体卫气营血相合。古人经常熨脐、灸脐,以达到

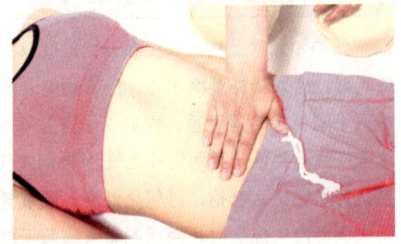

按摩神阙穴,可以驱散病邪

温中祛寒、调和营卫的目的。从与脏腑经络的联系来看,神阙穴为生命之根,先天之结蒂,后天之气舍,介于中、下焦之间,与脾、胃、肾相邻,又是肾间动气所处,故神阙穴与诸经联系密切。

《黄帝内经》中讲,肝的支脉入脐中;足太阴筋上腹结于脐;手少阴筋下系于脐;督脉贯齐("齐"与"脐"通)中央。由此可见,神阙穴虽然位于任脉循行路线之上,却与心、脾、肝、肾、冲、任、督等经络均有紧密联系,尤其是冲、任、督为一源三歧,三脉经气相通,联系十二经脉、五脏六腑、四肢百骸。

在神阙穴处施治能通过脐部经络的循行,迅速传达到病之所在,所以神阙穴是长在人体上的最好的药引。不论是施以温熨、艾灸,还是在脐上贴药或敷药,神阙穴都可引其达到病所,以驱邪祛病。

日常生活中,也可以利用神阙穴应急:在脐上抹牙膏能预防晕车;把双手搓热,温熨小儿的肚脐,能治愈小儿腹泻。目前市场上销售的一些敷脐药膏,就是根据这一原理治病的。

神阙是调节人体免疫力的好帮手

神阙穴是任脉上的要穴,居于躯干之中,为任、冲、带三脉交会之穴,也是中、下焦之枢纽,邻近胃及大小肠。此穴为先天之蒂,元神之阙庭,后天之气舍,为人体之要处。脐通百脉,调阴阳,补气血,温脾肾,行强壮,培补元气,故脐疗可增强机体免疫力。人之盛衰安危,皆系于此,以其为生气之源,而气强则体强,气衰则体弱多病。

现代医学研究表明,艾灸或温熨神阙穴具有抗衰老、抗氧化的作用,可以调动人体免疫系统的功能,从而达到保健的目的。

神阙——新生命的根本

神阙穴是影响人体生命最关键的穴位之一,与人体生命活动密切相关。胎儿在母体时靠脐带从母体获取营养生长发育,脱离母体后,脐带即被切断,先天呼吸中止,后天肺呼吸开始。可见没有神阙,生命将不复存在。腹针疗法的发明者薄智云教授认为,以神阙穴为轴心的腹部不仅有一个已知的与全身气血运行相关的循环系统,而且还有一个被人们所忽视的全身高级调控系统,这个系统反映着全身的信息,取腹部的腹针穴位点即可治疗全身的疾病,而这个系统恰好是以神阙穴为中心的。德国科学家也认为95%的神经传递物质——血清基产生于腹部,可调节全身生理功能,被称为人的第二大脑。经常温灸腹部,可充分改善睡眠,缓解疲劳。

脐属任脉,通督脉、冲脉、带脉,与经、带、胎、产密切相关,临床常通过

胎儿靠脐带获取营养生长发育,因而神阙穴是新生命的根本

脐来治疗阳痿、遗精、早泄及月经不调、痛经、崩漏、带下、滑精、不孕等证。脐又称"环谷",与腹膜直接相连,与大肠、小肠、肝、脾、胃、胆、胰等中、下焦脏腑距离都很近,神阙穴与诸经脉密切相关,是关系一切病证的重要穴位。

敷药拔罐,神阙散疾

神阙穴属任脉,任脉总领一身之阴经,循行于胸腹正中,上联心肺,中经脾胃,下通肝肾。所以,神阙穴为经气之海,五脏六腑之本。经常在神阙穴拔罐具有健脾强肾、回阳救逆、和胃理肠、行气利水、散结通滞、活血调经的作用。如果能在拔罐之后直接将药物敷于脐部,则效果更加显著。拔罐时应注意:脐部皮肤比较薄弱,因此罐内的负压不宜过大,拔罐时间不宜过长,当皮肤出现充血或轻度瘀血时即可起罐。

国医小课堂

拔罐的注意事项

◎施术部位:选用肌肉丰满,毛发较少,无骨骼凸凹的部位。
◎拔罐动作要领:稳、准、轻、快。
◎选择舒适体位配合拔罐,拔罐后不要移动体位。
◎罐间距离不宜太近,针罐时避免火罐碰压针柄。
◎急性严重疾病、慢性虚弱性疾病及传染病患者,不宜拔罐。
◎严重心脏病、心力衰竭患者不宜拔罐。
◎拔罐过程中,患者有头晕、恶心、面色苍白、四肢发冷、呼吸急促等症状,应及时取下罐具,使患者平卧休息,并适量地补充温开水。

第五节 涌泉
——脚上祛病的广谱良药

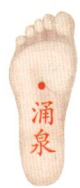

涌泉是足少阴肾经的起始穴位，位于足前部凹陷处第二、三趾趾缝纹头端与足跟连线的前三分之一处，是一个非常重要并且具有养生保健作用的穴位。经常按摩涌泉穴，有强壮筋骨、益精填髓、补肾壮阳之功效。

涌泉养生又保健

中医认为：肾是主管生长发育和生殖的重要脏器，肾精充足就能发育正常，耳聪目明，头脑清醒，思维敏捷，头发乌亮，性功能强盛。反之，若肾虚精少，则记忆力减退，腰膝酸软，行走艰难，性能力低下，未老先衰。涌泉穴位于脚心，是肾经的源头，而肾是人的先天之本，按摩涌泉穴就相当于激活生命的活水源头。民间有临睡搓脚心百次可延年益寿的说法，所以说涌泉穴是养生的必用之穴。

《苏东坡文集》中记载了一位武官在两广做官十余年却没有感染疟疾，就靠每天五更按摩涌泉穴。可见，涌泉穴具有养生保健的奇特功效。

涌泉是生命的泉眼

涌泉，顾名思义，就是水涌如泉的意思。该穴是足少阴肾经的起始，肾又是人的先天之本，与生命息息相关。肾主水，主管人体的水液代谢以及泌尿生殖系统，而肾经的起始之

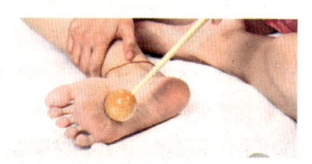

按摩涌泉穴具有益肾壮阳的作用

穴——涌泉穴就是我们生命的泉眼。"肾藏精,主生殖",又因"精宜藏而不宜泻",所以如果肾气虚损、精关不固,则会出现遗精、早泄、阳痿等病证。按摩涌泉穴可起到"培元固精"的功效,对防治遗精、早泄颇有益处,同时还具有益肾壮阳、封精固泻的作用。俗话说:"若要老人安,涌泉常温暖。"据临床应用观察,如果每日坚持推搓涌泉穴,可使老人精力旺盛,体质增强,提高防病能力。

常访涌泉,高枕无忧

失眠病因有很多,如情志内伤、思虑太过、房劳过度、惊恐伤肾、饮食过量等,以致阳不入阴、神不守舍。治当温养诸脏、镇惊熄风、宁心安神。涌泉穴又名地冲,为肾水之经的井穴,以左手手心劳宫穴按摩右足涌泉穴,有交通心肾、滋阴降火、宁心安神之功和引火归元之妙。

每天在临睡前,将两手心搓热,对搓两足心(涌泉),存想吸气入涌泉穴,停留不去,久久行之,可有助于睡眠。

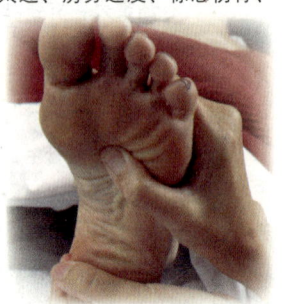

按摩涌泉穴有助于睡眠

涌泉治病广泛疗效好

涌泉穴作为肾水之经的井穴与膀胱经相接,足太阳膀胱经是人体中联系脏腑最多、循行路线最长的一条经脉,根据"经络所过,主治所及"的说法,涌泉穴被赋予了广谱功效。据统计,推搓涌泉穴疗法可以防治老年性哮喘、腰腿酸软无力、失眠多梦、神经衰弱、头晕、头痛、高血压、耳聋、耳鸣、大便秘结等50多种疾病。按摩此穴要注意,稍用力即痛感明显者适宜使用按摩法。若用很大力气而痛感不明显,或此穴皮肤无弹性,一按便深陷不起者,不可用按摩法(会使肾气更为虚弱),可选用敷药法。

第六节 百会
——治疗百病的凝神仙丹

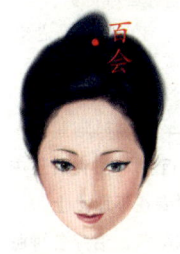

百会穴归属于督脉，别名"三阳五会"，意为百脉于此交会之所。百脉之会，百病所主，因此百会穴治疗的病证颇多，为临床常用穴之一。百会穴位于人体头顶的正中心，可以通过两耳角直上连线中点来简易取此穴。定位此穴时，要让患者采用正坐的姿势，以便准确取穴。

🌸 按摩百会，可使动静转换

由于百会穴位于脑部巅顶处，内应于脑。脑为"髓海"，又为"元神之府"，主持着人体日常的各种活动及五脏六腑的协调工作，所以对于临床中由于元神不足、髓海异常所导致的疾患，如心神恍惚、嗜睡、健忘、心悸、头脑空痛、半身不遂、休克、小儿脑瘫、大脑发育不全、五迟、五软等，都可以通过刺激百会穴，配以其他腧穴来获得较好疗效。上面提到的几类病人，对任何事情都提不起兴趣、性格孤僻、内向、不喜欢与人交往，属于静的病证，通过刺激百会穴，可以重新激活人体低落的精神、意志和较差的身体机能，从而让人振作起来，改变这种静的状态，这是百会穴可动功能的具体体现。从这一点上来说，百会穴还可以改善一个人的精神面貌。例如，因年高体衰或体质虚弱所致的健忘症患者，可以百会穴为主，配合四神聪、足三里、三阴交等穴进行刺激，同时配合心理疏导，也有较好的疗效。

百会可静，是指对于各种原因导致的以"动"和亢进为主的病变，刺激百会穴可使者转静，百会穴又具有良好的镇静安神、熄风定惊的功效。百会穴位于巅顶部，是足三阳经、肝经和督脉等多经之交会处，督脉上巅与肝脉相交，入属于脑，因此百会穴可治疗肝风内动引起的抽搐等病证及脑病。

因此，百会穴是动静互动的穴位，可以使好动者变静，也可以使好静者变得活泼起来。

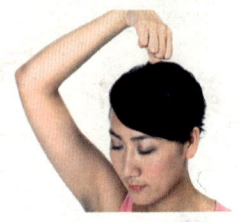

按摩百会穴，可以使好动者变静，使好静者变活泼

百会降逆平冲见功效

头为诸阳之会，所有的阳经都要汇聚到头上，而百会穴在头顶正中央，是人体的最高点，具有升提下陷固脱之功效，为"病在下取之上"。百会穴位置最高，为阳气所聚，所以按压百会穴即可调阳气，治疗各种脏器下垂症。刺激百会穴也有集中精力、增强记忆力之功效。百会穴为手足三阳、督脉与足厥阴肝经之会。肝为刚脏，其气易逆易亢，人体的火热之邪或者阴寒之气多易顺肝经上逆入脑，直犯巅顶，从而出现眩晕、巅顶痛、中风及神昏等症状，此时取百会穴具有良好的平肝潜阳、镇肝熄风的功效。临床中对于因肝阳上亢、肝火上炎、肝风内动或者厥阴寒气上逆所致的眩晕、恶心、巅顶痛、中风、昏迷等证，常选用百会穴来降逆平冲。

百脉聚集，防脱生发

民间所说的"鬼剃头"，是指在无任何征兆的情况下，在很短的时间内头顶心的头发全部脱落，医学上称这种现象为斑秃。如果脱发者为中青年男士，则与情志因素有关。脑为元神之府，督脉上巅入络脑，头部有胆经、肝经、三焦经、膀胱经、督脉等许多重要的经脉与穴位，其中百会穴为人体百脉聚集处，又属于络脑之督脉，刺激百会穴有防治脱发的作用。因此，这类患者可以用鲜姜摩擦头顶百会穴，长期坚持不懈地按摩后，就可生出新发。百会穴堪称天然生发宝，每天按摩百会穴，相当于给头发日日增加营养。

第七节 足太阳膀胱经
——全身病证的主治医师

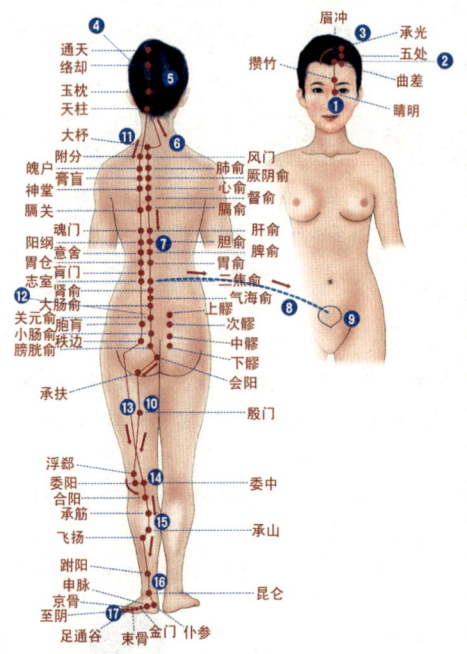

膀胱经是涉及穴位最多的经脉，足太阳膀胱经从上到下贯通整个人体，根据"经络所过，主治所及"的原理，膀胱经的主治范围包括了从头到脚（包括颜面五官）的所有病证。从这一点上看，膀胱经应该是我们随身医疗队里治病范围最广泛的主治医师了。

🌸 膀胱经是五脏六腑的保健医师

膀胱经的治疗范围很广，不仅是因为它属于膀胱与其他脏腑有联系，还因为它位于人体后背的两条平行循行路线——背部足太阳经第一侧线上，即后正中线（督脉）旁开2横指处。这条线上分布着十二背俞穴，背俞穴是五脏六腑之气输注于腰背部的穴位，这些穴位和脏腑本身的分布位置相应，是脏腑器官的反应点，背俞穴除治疗相应脏腑病外，还可治疗与该脏腑有相关联系的五官病、肢体病。所以我们说，膀胱经是能诊治五脏六腑之疾的全科医师。

背俞穴局部出现的各种异常反映，如敏感、压痛、结节、凹陷、出血点、丘疹及温度、电阻变化等，常被用来诊察相应的脏腑病症。如痔疮患者大肠俞穴部位常出现出血点或丘疹，这可以辅助诊断病症，治疗也很简单，按压或刺破出血点或丘疹就可以了。

膀胱经是治病的多面手

足太阳膀胱经不仅能治头、目、项、背、腰及下肢部疾患，而且还能治脏腑病和有关的组织病证，甚至神志病、筋脉病等。

经络分布，主治所及

◎足太阳膀胱经脉入络脑，又入于心，因此可治疗癫疾，如承山、委中等穴。
◎足太阳膀胱经挟脊抵腰中，因此可治疗腰背痛病证，如秩边、承山等穴。
◎足太阳膀胱经贯踹内，因此可治疗腿疼转筋、脚气等病证，如承筋、承山、昆仑等穴。
◎足太阳膀胱经"别入于肛"，因此可利用承筋、承山等穴，治疗肛门疾患，如痔疾、便秘、脱肛等症。
◎足太阳膀胱经筋结于鼻，因此可治疗鼻出血、鼻炎等病证，如通天、天柱等穴。

特效穴位

◎**睛明与攒竹**

睛明穴位于内眼角稍靠上的凹陷处，攒竹穴位于眉毛内侧边缘凹陷处，这两个穴位是治疗眼病和呃逆

按揉睛明穴，可以缓解眼睛疲劳

（俗称打嗝）的常用穴。因为穴位靠近眼球，所以在针灸临床上此穴属于慎针穴位，但却是按摩常取之穴。在保健按摩中，我们可以用手按揉这两个穴位，以缓解眼睛疲劳。

◎通天穴

通天穴位于巅顶，上通天气，天气通于肺，肺气通于鼻可宣肺气、通鼻窍，是治疗鼻病之要穴。另外，通天穴还有疏散风热及治疗头痛、头重、眩晕等症的功效。

◎风门穴

太阳主一身之表，为风邪侵入之藩篱，风门穴乃风邪侵入人体之门户，又主治风疾（故名风门）。对于风邪袭表所致的咳嗽、发热、头痛、多涕、鼻塞、项强等都可取风门穴疏风解表以治之。可以说，治疗风疾的首选穴位就是风门穴。

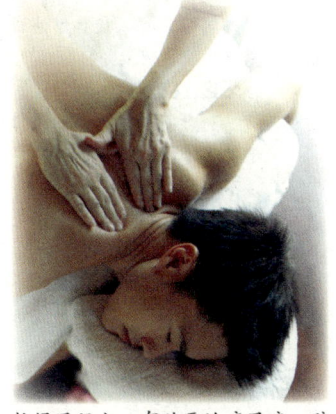

按揉风门穴，有助于治疗风疾，疏风解表

◎八髎穴

八髎穴，就是两侧骶后孔的上髎、次髎，中髎、下髎八个穴位的总称。"腧穴所在，主治所及"，八髎穴可治泌尿生殖疾病。其中次髎是用来治疗腰痛和痛经的特效穴位，尤其对痛经疗效较佳。妇女分娩时，按摩八髎穴可减轻或消除疼痛，增强宫缩，缩短产程（但对难产无效）。

◎至阴穴

肾主生殖，膀胱与肾相表里，而至阴穴又是膀胱经气交会于肾经之处。因此，温灸至阴穴有益肾气、顺胎产的作用。至阴穴也是转胞要穴。

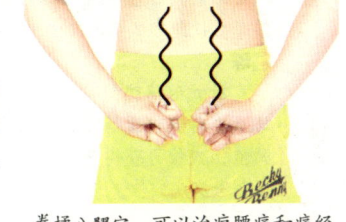

拳揉八髎穴，可以治疗腰痛和痛经

国医小课堂

利用小道具进行按摩

◎**牙刷、浴刷、软毛刷**

利用牙刷、软毛刷、浴刷，沿着经络的循行线路进行梳理或刷擦，可以代替摩法或擦法。但一定要把握好力度，避免将皮肤划破。

◎**牙签、梳子**

将牙签绑成一束，像梳子一样用来刺激穴位，也可将单个牙签分开刺激穴位。

◎**木槌、木棍**

将木棍用软布包住，同木槌一样，用以击打穴位，从而缓解疲劳、疏通筋骨。

◎**圆珠笔、铅笔、钥匙**

以手指做指压时，如果不能顺利施力，可利用圆珠笔、钥匙或铅笔等来刺激穴位。一般而言，圆珠笔和铅笔压住穴位部分的面积较广，刺激较缓和；钥匙压住穴位部分的面积较小，刺激较强。

◎**吹风机、暖手宝**

喜欢灸者，可以用吹风机对准穴位吹热风，或用暖手宝温熨，借此刺激穴位。这算是温灸的一种。

◎**米粒、菜籽、花籽**

在割成一厘米见方的胶布的中央放置一粒生米或菜籽，然后贴在穴位上，便可给穴位长时间的微量刺激。在指压或按摩后以此方式刺激穴位，具有保持其效果的功能。

◎**球**

软式的棒球，可用于脊椎骨两侧的穴位按摩。仰卧，将球放在背部穴道的位置，借助身体的重量和软式棒球适度的弹性，穴位可获得充分的刺激。类似高尔夫球的硬球，可用于刺激脚底穴位。

第八节 督脉
——举足轻重的主任医师

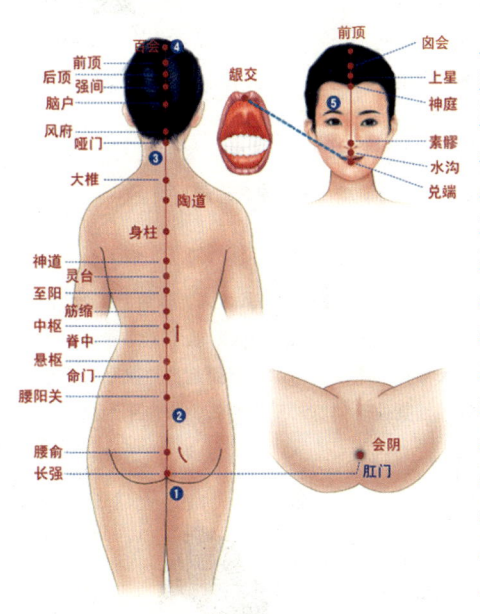

督脉是人体奇经八脉之一，六条阳经与督脉交会于大椎，其具有调节阳经气血的作用，故称为"阳脉之海"。督脉掌管着人体二十八个奇穴，这些奇穴治疗范围广泛，疗效独特，不仅能治疗与腧穴部位相应的内脏、头面、颈项和腰背部的病变，还能够治疗热病、神志病等。

督脉管理着众多穴位

□人体的大力丸——命门

我们在影视剧中常常看到有人推销大力丸骗钱的场景，现实生活中也有人将卖假药的人称呼为卖大力丸的。频繁有人上当受骗从侧面说明了人们对大力丸是有需求的。其实，大力丸不用从外界获得，人体自身就有，比如人体奇经八脉之一的督脉，就掌管着人体真正的大力丸——命门。

命门穴位于第二腰椎棘突下，与两侧肾俞穴相平。两肾之间的命门穴，乃生命之门户，肾气为一身之本，命门穴

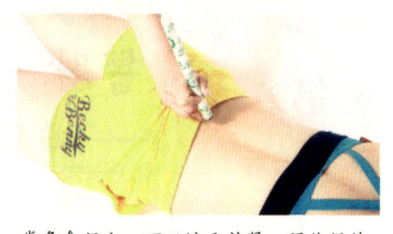

常灸命门穴，可以培元补肾、强体保健

有培元补肾的作用，为强壮保健要穴之一，可用于治疗五劳七伤、肾虚、头晕、耳鸣及肾阳亏虚所致的手足逆冷等病证。另外，因命门穴位于腰部，腰为肾之府，肾藏经、主生殖、司二便，点按命门穴还可培元补肾，治疗虚损腰痛及肾阳亏虚所引起的生殖、泌尿系统疾病。

大椎

大椎穴为"诸阳之会"，即诸阳经交会穴，故本穴为纯阳主表之穴位。阳主表，取之通阳解表以清热，为解表退热的常用穴。此穴对各种急性传染性疾病有退热作用，如在大椎拔穴罐或刮痧对外感引起的热度高、病程短的患者，退热效果特别好。因其位于项部，下邻心肺，故也是治疗项强、咳喘、气逆的常用穴。

风府

风府在颈部，后发际正中直上1寸，枕外隆凸直下，两侧斜方肌之间凹陷中。"风"指风邪，"府"指聚会之处，故"风府"意指穴处为风邪侵袭的部位。

风府穴主治一切因风而引起的病证，因而得名。本穴为祛风要穴之一，内中风及外中风所致病均可通过按摩此穴得到缓解。

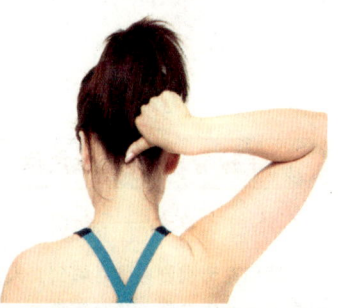

风府为祛风要穴，常按此穴可以缓解中风等疾病

□ 至阳和身柱

　　至阳穴在背后正中线上第七胸椎棘突下凹陷中。"至"指到达，"阳"指阴阳之阳。本穴与横膈持平，经气至此从膈下的阳中之阴到达膈上的阳中之阳。就如蛇有七寸一样，至阳穴就是人的七寸。该穴下的体腔内，上为肺，下为胃。肺主呼吸，脾主运化、四肢。根据腧穴的局部相邻近主治作用，至阳穴为治疗消化和呼吸系统病证的常用穴。肢体沉重、身体羸瘦、少气懒言、胃酸过多、胸胁痞满、咳喘以及因水湿内停等引起的疾病都可通过按摩至阳穴得到缓解。按摩至阳穴时可用硬币1枚，将其边缘横放在至阳穴上，适当用力按压。

　　在日本，身柱穴为普通小孩的必灸之穴，一般会在小孩出生75天后施灸，俗称"身柱之灸"。在身柱穴灸麦粒大的艾炷3粒左右，施行2～3日或数十日不等，对小儿惊风、疳疾、痨瘵等病有治疗和预防作用。日本针灸家代田文志在长野县40多所学校对学龄儿童进行保健报告中说，"灸过身柱穴后小孩子不容易伤风了，食欲增加了，发育也更好了。"

　　总之，多按摩身柱穴可使孩子的健康状况得到改善，故体质虚弱儿童的家长应格外注意给自己的孩子灸身柱穴。

□ 上星

　　上星穴在头部前发际正中直上1寸处。上星穴在《黄帝内经》中指人之七窍，上星穴居面部七窍上方，善于治疗五官孔窍之疾病。

□ 水沟

　　水沟穴位于口鼻之间人中沟中，也就是我们通常所说的人中穴，它沟通任督阴阳经气来协调阴阳。同时，督脉入于脑，其分支和心相联系，善

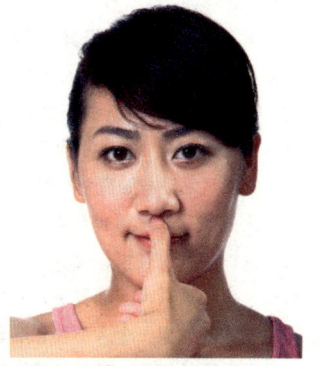

按摩水沟穴，可以开窍启闭，宁心安神

开窍启闭，宁心安神，所以揉掐水沟穴可治疗昏迷、晕厥、抽搐、中暑、癫狂、急慢性惊风等疾患。

督脉是生命的支柱

□督脉是阳气的掌握者

督脉循行于背部正中线，它的脉气多与手足三阳经交会于大椎穴，带脉出于第二腰椎，阳维交会于督脉之风府穴、哑门穴，所以督脉之脉气与各阳经都有联系。督就是"总督"的意思，督脉总督一身之阳经，调节着一身的阳经气血，所以有督脉"总督诸阳"和"阳脉之海"的说法，其在机体生命中有举足轻重的地位。唐太宗李世民为了减少刑罚误伤人命的情况，因而改背部杖击之刑为臀腿部行刑。我们通过观察督脉上的一些穴位也可以判断生命力的强弱，例如水沟穴所在的人中沟越长越深，就说明督脉经气越旺盛，生命力也就越强。

□督脉决定着人的精气神

背部是人体一个极其重要的部位，尤其脊柱，为人体中线。脊背是督脉循行的部位，

督脉是生命的支柱

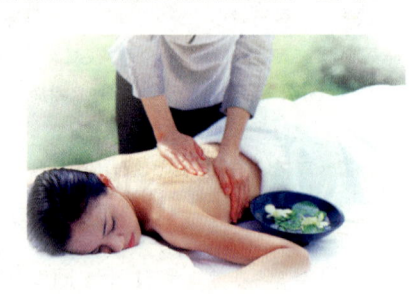

督脉"行于脊里正中，上至风府，入于脑"，与脑和脊髓有密切的联系。人体的神气活动与脑有密切关系，大脑通过脊髓指挥全身的活动。

人的气质、形体也与脊柱关系密切。保持良好坐姿，可以避免形体扭曲，保护腰椎、脊椎，使其不受到损伤。脊柱无病，督脉畅通，站时直立如松，头脑清晰，运动灵活，人体充满着精气神，人看上去就精神抖擞，充满灵气。如果一个人不注意形象，坐立无形，长久下去，势必会引起脊柱发生生理性弯曲，甚至造成脊椎骨质增生，这些都会刺激或损伤经脉，那么这条经脉循行经过的部位及其联系的区域就会发生疼痛和病变，人在

走路或站立时就可能出现佝偻着腰背的情况，更有甚者会出现背部疼痛和跛行。在这种情况下，可以通过按揉、叩击、推擦督脉，或者在督脉位于背部的穴位上拔罐、刮痧，以宣散气血、通经活络、祛瘀止痛。

近些年来，整脊疗法日益兴盛，这种治疗方法的原理其实就是调整督脉。整脊疗法的发展也为在督脉循行路线上施行按摩手法的疗效提供了证据。

国医小课堂

穴位的治疗作用

◎ **治疗近部疾病**

按摩穴位能够治疗穴位所在部位的疾病。例如，后顶穴可以用于治疗颈部肌肉痉挛，睛明穴可以治疗眼部疾病；天突穴可以治疗咳嗽、哮喘、咽喉肿痛、呃逆、失言、梅核气等疾病。

◎ **治疗远部疾病**

按摩穴位能够治疗本经经脉所行走的远部部位的疾病，尤其是十二经脉在四肢肘膝关节以下的穴位。

◎ **特殊治疗作用**

按摩某些穴位治疗疾病，对机体的不同状态具有双向调节作用，例如，按压气海、滑肉门、天枢、腹结等穴既能治疗腹泻又能治疗便秘。

◎ **整体治疗作用**

针灸按摩某些穴位，可对某方面病证起到整体性的调治作用，或调治全身疾病。例如，心动过速者，针灸、按摩内关穴可减慢心率；心动过缓者，针灸、按摩内关穴可加快心率；针灸、按摩合谷、曲池、大椎穴可治疗外感发热；针灸、按摩足三里、关元、膏肓穴可增强人体免疫力。

多访督脉，调气血促循环

督脉循行于脊里，入络于脑，体腔内的脏腑通过足太阳膀胱经背部的俞穴受督脉经气的支配，因此，脏腑的功能活动均与督脉有关。通过按揉督脉经穴或刺激经脉通路，可调动人体自身免疫力。打通任、督二脉可调理全身气血，促进气血循环，保证身体的阴阳平衡。现代医学研究发现人体后背有大量免疫细胞，这些细胞平时处于休眠状态，如果经常刮拭、提捏或揉擦后背，可以激活这些免疫细胞，提高人体免疫力。督脉按摩以后背脊柱为着力点，以调畅五脏六腑之经气为基础，疏通心肾经络为轴心，平衡身体阳气，激发人的自愈能力，达到强体保健、提高免疫力、治疗疾病的作用，是一种值得推广的保健方法。

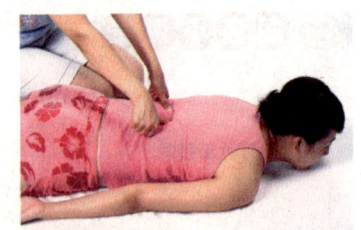

按摩督脉上的穴位，可以调节身体的阳气，提高免疫力

督脉和膀胱经的按摩保健

前面我们提到位于人体背部的膀胱经和督脉与生命健康密切相关，那么我们就应该多"拜访"督脉和膀胱经这两大经络。如何"拜访"呢？拿什么做敲门砖呢？其实很简单，方法也很多，不过需要请别人帮忙。

□捏脊法

俯卧，让对方将拇指、食指相捏，分别沿脊柱或膀胱经背部的两条循行线从上向下推，可推5～10次，然后用拇指和食指相并从上到下夹捏脊柱2次。

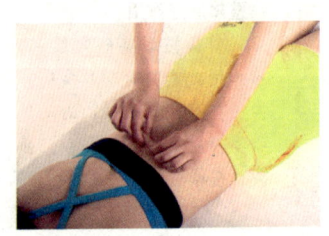

捏脊法

□ 按揉法

用掌根从颈椎一直揉到尾骨，或双掌重叠按揉，对于肉太厚者还可用肘来揉，用力由轻渐重。

□ 搓法

按摩膀胱经腿上的经络可以采用搓法。两手分别置于同侧腿上，由腿到踝，边搓边下移，由轻渐重，各按摩3～5遍。

□ 叩击法

以两虚拳交替叩击背腰、臀腿3遍，也可采用裹物之木棍或按摩专用击打棒来进行叩击，并辅以牵抖下肢。

□ 刮痧法

用刮痧板沿脊柱或膀胱经背部和四肢的循行路线进行刮擦，刮前应涂适量刮痧油，不可过于用力，也不可时间过长，应以有红晕或血点出现为度。

□ 拔罐法

在特效穴位拔罐或在督脉和膀胱经循行路线上施行走罐法，走罐宜选取肌肉丰厚之处，走罐前应涂少量润滑油。

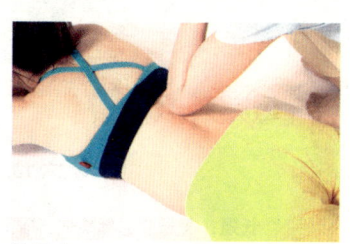

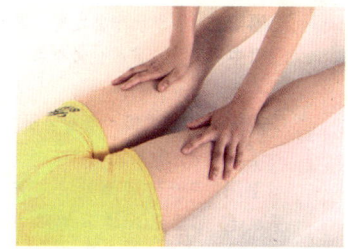

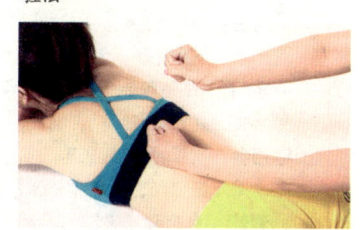

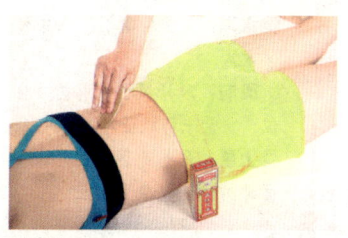

按揉法

搓法

叩击法

刮痧法

国医小课堂

督脉穴位命名方式

◎**长强**：长强为督脉络穴，督脉夹脊而行，脊柱形长且强硬。又因督脉为诸阳之长，其气强盛，故有此名。

◎**腰阳关**：督脉为阳脉之海，本穴为阳气通行之关且位于腰部。

◎**脊中**：胸椎、腰椎、骶椎共为21椎，此穴居脊柱的正中位置，故有此名。

◎**筋缩**：此穴两侧为肝俞，肝主筋，该穴主治痉挛、抽搐等筋脉挛缩之病，故有此名。

◎**至阳**："至"即到达，"阳"即阴阳之阳，本穴与横膈平，经气至此从膈下的阳中之阴到达膈上的阳中之阳，故有此名。

◎**身柱**："身"即身体，"柱"即支柱，此穴在第三胸椎下，上连头项，下通脊腰，如一身之支柱，故有此名。

◎**哑门**："哑"即音哑，"门"即门户，此穴深刺可以致哑，也可治哑，故有此名。

◎**百会**："百"是多的意思，"会"是交会的意思，此穴在巅顶部，是足三阳经、肝经和督脉等多经之交会处，故有此名。

◎**素髎**：白色称"素"，"素"又有原始之意；"髎"泛指孔穴。此穴当鼻尖的正中央，故有此名。

◎**水沟**：此穴在鼻柱下人中处，因腧穴处犹如涕水之沟渠，故名水沟。

◎**风府**：风指风邪，府指聚会之处，意指穴处为风邪侵袭的部位，主治一切风证，故名风府。

◎**上星**：星指头面五官九窍，上星穴位于头部至上，主治官窍面部的病变，故名上星。

第三章 滋养五脏的7大特效穴位与经络

经络是运行气血、联系脏腑和全身各部位的通道。要想滋养我们的脏腑器官，必须懂得一些与其对应的特效穴位和经络的基本常识与运行原理，从而全面了解自己的身体，以达到强身健体的目的。

第一节 滋养肺的特效穴位与经络

肺属金，中医认为肺开窍于鼻，其华在毛。肺主气，司呼吸，全身的气机（气的升降出入运动）受肺气的支配和调节。在五脏之中，肺脏是唯一和外界直接相通的。肺可以通过咽喉、鼻腔直接跟外界相通，所以气候对肺脏的影响最大。因此，要想身体健康无病，首先要注意养肺。

太渊

养肺还得取其原，太渊穴就是养肺的本源。太渊穴在腕掌侧横纹桡侧，桡动脉搏动处。"五脏有疾，当取之十二原"。根据经络理论，可选取肺之原穴——太渊穴。原穴是脏腑原气（即元气）经过和留止的腧穴。《灵枢·顺气一日分为四时》中说道："病时间时甚者，取之输。"即对于按时发病或症状加重的肺病，可以取肺经的输穴。肺经的输穴就是太渊穴。而五行学说中"以行属金，土生金，即土为金母。在肺经上穴性属金的穴位为"经渠"，穴性为土的穴位为"太渊"。培土生金，所以还是要选择太渊穴。

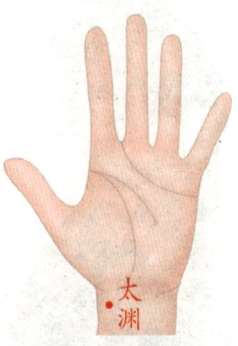

膻中

从古到今，那些修炼气"内功"的人，其本质是在练肺养气，从而达到强身健体的目的。只有拥有健康的肺，才可能拥有健康的人生，所以"养肺就是养气"。肺气虚则使全身一切气机变慢，整个人也就表现得萎靡不振、举止畏畏缩缩、说话没有力气等。

　　膻中穴是练气功时的中丹田，养肺、养气离不开擅长理气的气会——膻中穴。膻中穴属奇经八脉中的任脉，位于两乳头连线的中点，内部为肺，肺主气，诸气皆属于肺，凡属气分病证，皆可酌情取用。按摩或敲击膻中穴有宁心安神、开胸除闷、降气平胃等作用。寅时（3:00~5:00）乃肺经当令，肺主一身之气，朝百脉，所以寅时是练气的最好时机。

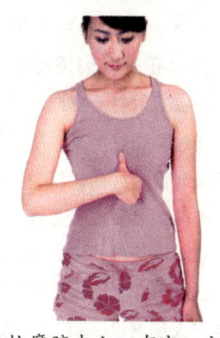

按摩膻中穴，有宁心安神、开胸除闷的作用

手太阴肺经

　　肺经走在手臂内侧面的桡侧缘，到拇指指甲为止。平时我们敲打肺经的时候稍有酸痛感是正常的，但如果某个部位异常疼痛，这说明那里就是阿是穴所在。肺经是肺在身体表面最直接的通道，一些问题在你还没有感觉到不舒服的时候，肺经就已经表现出来了。沿着手太阴肺经循行部位由上向下按摩，重点按摩中府、云门、尺泽、列缺、太渊、鱼际、少商穴，每穴每次按揉5分钟，有微微的麻胀感为佳。长此以往，能调节呼吸系统功能，预防感冒。

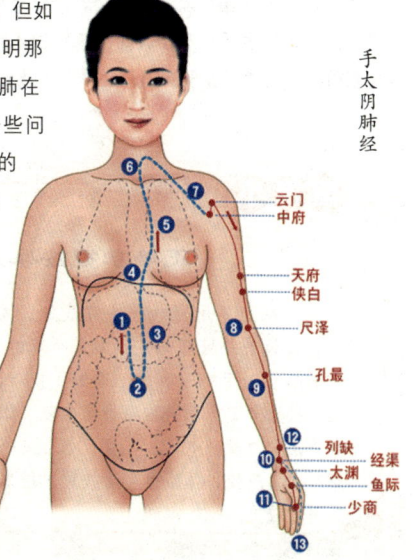

手太阴肺经

云门
中府
天府
侠白
尺泽
孔最
列缺
经渠
太渊
鱼际
少商

手太阴肺经的经气寅时最旺，这时正是我们睡得最熟的时候；肝在丑时将新鲜血液提供给肺，通过肺送往全身。所以，人在清晨时面色红润，精力充沛。寅时有肺病者反应最为强烈，如剧咳或哮喘而醒，这时可以按摩肺经以缓解症状。但熟睡时不适合做按摩，可以选择在大肠经经气旺时按摩肺与大肠两经。肺与大肠相表里，手阳明大肠经卯时（5:00～7:00）经气最旺。肺将充足的新鲜血液布满全身后，紧接着促进大肠进入兴奋状态，完成吸收食物中的水分和营养、排出渣滓的过程。

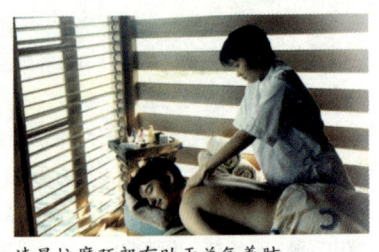

清晨按摩颈部有助于益气养肺

清晨起床后，最好排大便之后，锻炼一下身体，可以做一下养生操，着重按摩手臂的前缘及颜面和颈部，可以达到益气、养肺、清肺的目的。

寅时经脉气血循行流注至肺经，肺部有病的患者经常会在此时醒来，这是气血不足的表现。对于寅时醒来难以入睡者，可以轻柔地按摩一下手臂内侧前缘，常常可缓解胸闷、心悸等不适感。

国医小课堂

正确掌握按摩力度

按摩是要用力气才能完成的，难道这就意味着用的力气越大效果就越好吗？答案是否定的。按摩是一种力气与技巧的结合，用对了力气，选对了技巧，就可以得到很好的效果。按摩者要根据被按摩者的年龄、体质、性别选择不同的按摩手法和力度。老人、儿童、妇女按摩时用力较轻，青壮年按摩时用力较重，体格瘦弱者按摩时用力较轻，体格强壮者按摩时用力较重。

第二节 滋养心的特效穴位与经络

心属五行中的火,中医认为心开窍于舌。心主血脉,支配着全身气血的运行。

神门、大陵

养心就得找源头,神门、大陵穴就是养心的源头。大陵穴在腕掌横纹的中点处,掌长肌腱与桡侧腕屈肌腱之间,为手厥阴心包经的原穴。神门穴在腕部,腕掌侧横纹尺侧端,尺侧腕屈肌腱的桡侧凹陷处。屈肘仰掌取穴。心主血脉,心藏神,神门为心经原穴,"五脏有疾,当取之十二

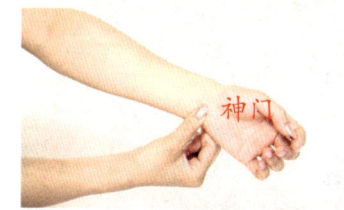

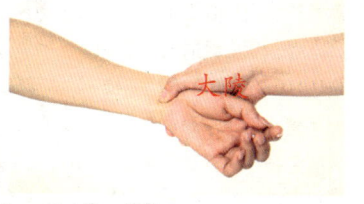

按摩神门和大陵穴,可以养心保健

原",所以对于气血瘀阻引起的心痛和心神失养、心火亢盛、痰蒙心窍所致的心烦,以及惊悸、怔忡、健忘、失眠、癫狂、癫痫等证,神门穴和大陵穴均可主治。平时有心慌、气短、胸闷等不舒服症状,可按揉神门穴和大陵穴,以达到缓解症状之效,没有症状也可作为保健之用。

心包经

养心还应当取心与心包经。手少阴心经循行于上肢内侧后缘,属心

络小肠，按摩手少阴心经可改善心脏的功能，防治心功能失常所导致的病证。《灵枢·经脉》中说道："是动病嗌干，心痛，渴而欲饮，是为臂厥。是主心所生病者，目黄、肋痛，臂内后廉痛、厥，掌中热痛。"手少阴心经及所属腧穴能主治有关"心"方面所发生的病证，如眼睛发黄，胸肋疼痛，上臂、前臂内侧后边痛或厥冷，手掌心热痛。手少阴心经支脉从心系上夹于咽部，心经有热则咽干；阴液耗伤则渴而欲饮；心之经脉出于腋下，故肋痛；心经循臂内侧入掌内后廉，心经有邪，经气不利，故手臂内侧疼痛，掌中热痛。心脉痹阻则心痛，心失所养，心神不宁，则心悸、失眠；心主神明，心神被扰，则神志失常。当我们把手抬高伸直，如果感觉到酸麻，或是根本不能举高，那就要特别注意养护我们的心脏了。

手少阴心经的气血在午时（11:00～13:00）最旺，按摩手臂之后，小憩一下，"心主神明，开窍于舌，其华在面"，心气推动血液运行，安神养精气；人在午时能休息片刻，对于养心大有好处，可使下午至晚上精力充沛。心包指心脏外面

手少阴心经是改善心脏功能的重要经络

的包膜，其常常代心受邪，"心包为心之外膜，附有脉络，气血通行之道。邪不能容，容之心伤。"心包是心的保护组织，又是气血通道，可清除心脏周围外邪，使心脏处于完好状态。手厥阴心包经从胸沿手臂内中部走至手中指中冲穴。手厥阴心包经戌时（19:00～21:00）经气最旺，白天按摩心经，晚上按摩心包经，时时护心脏，减压心舒畅。

第三节 滋养肝的特效穴位与经络

中医讲究五行，所谓五行，是指金、木、水、火、土。人体有"五脏"，指心、肝、脾、肺、肾，与五行对应。中医所说的五脏与西医的器官概念并不完全相同，还包含了与五脏相联系的五体、官窍等方面的内容。中医把经络的生理功能称为"经气"，其生理功能主要表现在沟通表里上下、联系脏腑器官，通行气血、濡养脏腑组织，感应传导，调节脏腑器官的机能活动4个方面。人体经络因所属络的脏腑不同，故分别滋养对应的五脏，而特效穴位也根据它们所属脏腑不同、特定穴作用不同、位置特点不同或五行属性不同而分别滋养不同的脏腑。

太冲

当今社会人们的工作压力越来越大，很少有人能真正做到丑时安心睡觉，尤其是日夜奋战在电脑前的白领一族，还有沉迷于游戏的年轻人，更需要注意了。中医讲久视伤肝血。肝开窍于目，目之所以具有视物功能，全依赖肝精、肝血的濡养和肝气的疏泄。肝经上连目系，肝的精血循肝经上注于目，使其发挥视觉作用。《灵枢·脉度》中说道："肝气通于目，肝和则目能辨五色矣。"肝的精血充足，肝气调和，眼睛才能发挥视物辨色的功能，过度用眼自然要耗损肝血。经常使用电脑的人更应该注意养肝。"五脏有疾，当取之原"，太冲穴为养肝首选。长时间在电脑前工作，可以采用脚踩大脚趾和太冲穴的方法来补养肝经气血。

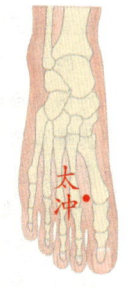

足厥阴肝经

十二经脉在人体循环流注，经气从手少阴肺经的起始部——中焦脾胃开始循行，最后到足厥阴肝经。它从足部接过足少阳胆经的经气，按循行路线从下向上，起于脚大拇趾内侧趾甲缘上，向上到脚踝，然后沿着腿的内侧向上走，经过会阴部、小腹部，止于乳头下方肋骨缘。足厥阴肝经属肝络胆，最后又将经气传送到手太阴肺经，继续十二经脉在体内"环周不息"的循行。

肝经总共有14个穴位，《灵枢·经脉》中说道："肝足厥阴之脉，是动则病腰痛不可以俯仰，丈夫㿉疝，妇人少腹肿，甚则嗌干，面尘脱色。是主肝所生病者，胸满，呕逆，飧泄，狐疝，遗溺，闭癃。"从肝的经脉循行特点来看，足厥阴肝经线路较长，涉及许多器官组织。这些特定的部位及器官组织成为肝在生理状态下的功能体现和病理状态下的病变反映。这些特定部位及器官组织所表现出来的病证与肝关系密切，所以调理肝经经气能收到较好的治疗效果。但因肝经的气血在丑时最旺，也就是凌晨的1：00～3：00，这时人体的阴气开始下降，阳气开始上升，这时应该安静地休息，以与自然之气相应。手足厥阴同气相应，可改在同名经手厥阴心包经旺时进行按摩，也就是在晚上19：00～21：00进行按摩。

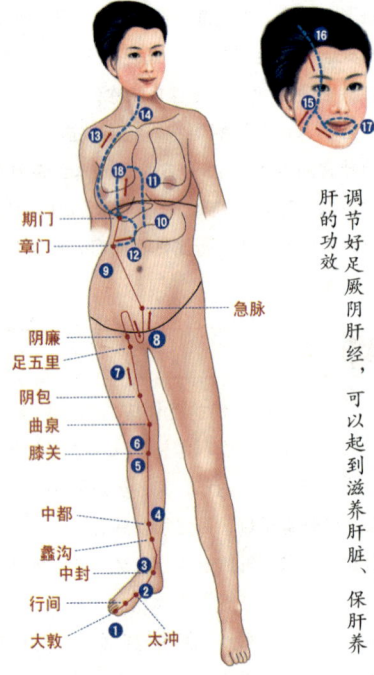

调节好足厥阴肝经，可以起到滋养肝脏、保肝养肝的功效

第四节 滋养脾的特效穴位与经络

脾位于中焦，在膈之下。脾主运化水谷精微，为人身气血生化之源，故被称为"仓廪之官""后天之本"。脾属土，中医认为脾开窍于口，主肌肉四肢，其经脉与胃相连，形成表里关系。

公孙、丰隆

正坐垂足或仰卧时，公孙穴位于人体的足内侧缘，在第1跖骨基底部的前下方，为两足弓相距最远处。丰隆穴在小腿前外侧，外踝尖上8寸外，距胫骨前缘二横指（中指）处，为全身祛痰之要穴。

公孙穴为脾经络穴，入属脾脏，联络胃腑，又是八脉交会穴之一，和位于胸腹部的冲脉直接相通，冲脉乃"十二经之海"，丰隆穴为胃经络穴，络穴既可治疗本经的病变，还能治疗相表里经的疾病。公孙和丰隆两穴可兼调脾和胃，经常伏案工作的人，可以在工作的同时，一只脚外翻，用另一只脚的足跟踩压在公孙穴上进行适当按摩，健脾化湿。

公孙穴可以有效防治胃酸过多，降低饥饿感；丰隆穴多用于化痰湿。对于想减肥但难耐饥饿的人可以经常按摩这两穴。

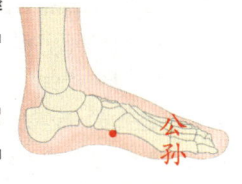

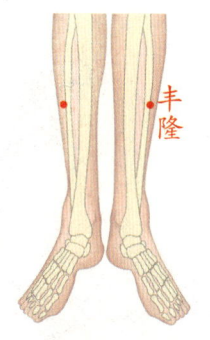

章门

章门穴在侧腹部，第十一肋游离端的下方。因章门穴为脾之募穴，脾为生化之源，五脏皆取禀于脾，故也被称为脏会。凡五脏疾患，皆可酌情取用。按摩章门穴时，可以一手掌部于一侧章门穴横摩到另一侧章门穴处，按摩此部位有医治腰腹疼痛、疏通脾经脉气的作用。也可将两手做掐腰式，大拇指在后，其余四指在前，掌心虚按在髂嵴部，用指捏法捏按游离肋所处部位，即可刺激到章门穴。还可用双手手指指端按压此穴，并且做环状运动，左右同时进行数十次。

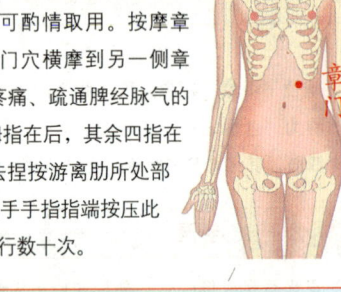

太白

太白原指星名，即"金星"，又名"启明星"，金星在夜晚的天空出现时，"大而能白，故曰太白"。太白穴位于足内侧缘，在足大趾本节（第1跖趾关节）后下方赤白肉际凹陷处，又属足太阴脾经的输（土）穴、原穴，脾土生金，故名太白。

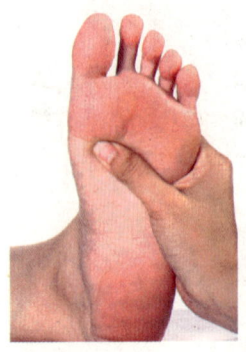

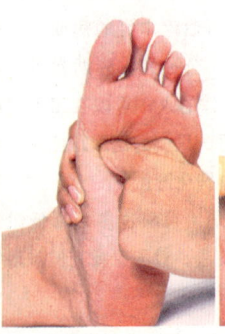

以拇指按压太白穴　　以单食指叩压太白穴　　以尖状按摩器点按太白穴

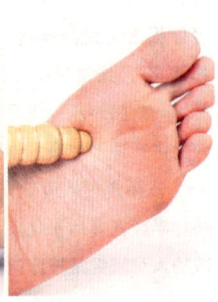

胃痛、腹胀、腹痛、泄泻、痢疾、便秘、纳呆，皆是因为脾胃功能失调，"五脏有疾，当取之十二原"，太白穴有健脾的作用，是治疗脾胃虚弱的重要穴位。脾又主肌肉四肢，因此太白穴可治身体关节疼痛。

脾虚之人，手脚发凉、头晕、胃胀难消化、腹泻，可以用拇指或尖状按摩器按摩太白穴来缓解，以有痛感为度。按摩固然重要，但按时吃早饭更重要。另外，在足部按摩中，太白穴位于胃的反射区，脾胃相表里，按摩时也可采用单食指叩拳法或叩指法，由脚趾向脚跟方向，由轻渐重推压5次。辅助手扶于足背，指背顶压时力度要均匀，并逐渐由轻到重。若有胃痛症状，顶压的重点向第1跖骨内侧移，便可找到明显的敏感点。顶压时要双手配合，形成适宜的力度。自己按摩可以采用坐位，搭"4"字腿式，用对侧的手逐个按摩隐白、大都、太白、公孙等穴。如果不方便用手，可以用脚跟踩另一只脚的太白、公孙等穴。

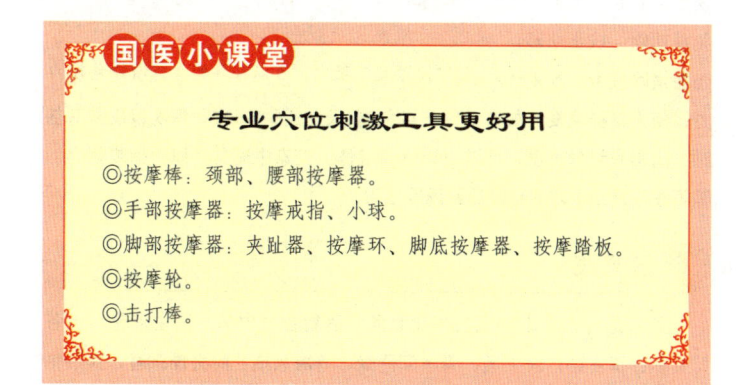

国医小课堂

专业穴位刺激工具更好用

◎按摩棒：颈部、腰部按摩器。

◎手部按摩器：按摩戒指、小球。

◎脚部按摩器：夹趾器、按摩环、脚底按摩器、按摩踏板。

◎按摩轮。

◎击打棒。

足三里

足三里穴位于外膝眼下10厘米，用自己的掌心盖住自己的膝盖骨，五指朝下，中指尽处便是此穴。

我们知道，胃是人体储藏食物的仓库，脾的功能正常，胃部的食物才能及时地消化、分解、吸收，人体的其他脏器才可以得到充足的养分，人才能身体健康、精力充沛。所以胃腑消化情况的好坏，对人体健康来说极为重要。

足三里穴是胃经的合穴，对胃腑的好坏具有重要作用。常用艾灸足三里穴，不但能补脾健胃，促使饮食尽快消化吸收，增强人体免疫功能，扶正祛邪，还能消除疲劳，恢复体力，使人精神焕发。如有条件，可每隔2天艾灸此穴1次，每次以皮肤有热感、周围有红晕为度，此法可以强身健体。若家中无艾，以拇指或钥匙、笔等按压足三里穴，也可达到同等效果。

经常按摩足三里穴，可以补脾健胃，增强免疫力

脾胃经

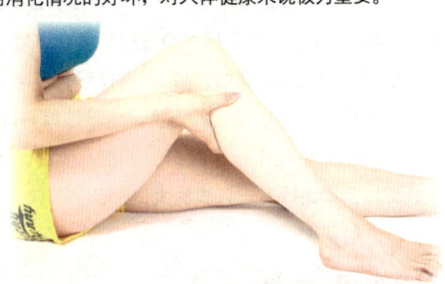

脾胃是后天之本、气血生化之源。脾胃位居中焦，同主消化，但各司其职：胃主纳，脾主运。胃喜润恶燥，喜凉恶热；脾喜燥恶湿，喜热怕寒。胃气以通降为和，不降则腹胀便秘、嗳气呃逆；脾气以上升为健，不升易头晕泄泻、四肢困倦、内脏脱垂，所以在养脾的同时还应重视调胃。而在十二经脉中与脾胃关系最密切的应该是足太阴脾经和足阳明胃经了，滋养脾的经络首选脾经和胃经。

足阳明胃经经气在早晨（7:00～9:00）最旺盛，足太阴脾经经气在半

晌午（9:00～11:00）最旺盛。吃早餐，能补充身体营养，7点到9点是吃早餐的最佳时间，人在此时段吃早餐最容易消化，吸收也最好。

早餐可安排温和养胃的食品，如稀粥、麦片、糕点等。过于燥热的食品容易引起胃火过盛，出现嘴唇干裂、唇疮等问题。不吃早餐更容易引起贫血、头晕等多种病症。

脾主运化，脾统血。脾是消化、吸收、排泄的总调度师，又是人体中血液的统领。9:00～11:00吃过早餐后，需要依靠脾胃的运化。脾的功能好，消化吸收就好，血气也会充足，白天工作时就会干劲十足。临床关于针灸治疗脾胃病的报道要比肝胆疾病多许多，而且疗效甚好。

脾胃经行于腿的两侧和胸腹部，所以揉搓或敲打两腿、推摩胸腹都是滋养脾胃的好方法。老年人消化不好，宜常按摩腹部，即仰卧于床，以脐为中心，先顺时针用手掌按摩36下，再逆时针按摩36下，然后用手拍打和按摩脐周的中脘、关元、气海等穴20～30次。还可以在腹部用水袋热敷或艾灸这些穴位。

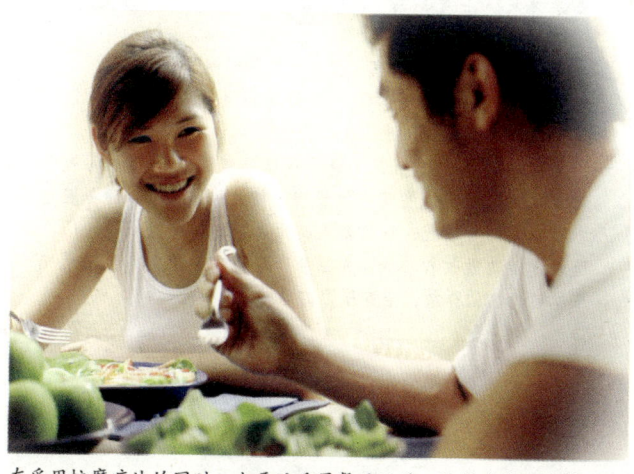

在采用按摩疗法的同时，也要注重早餐的品质，这样才能温脾养胃

国医小课堂

流行的按摩介质——精油

按摩时，为了减少对皮肤的摩擦损伤，或者为了借助某些药物的辅助作用，可在按摩部位的皮肤上涂些液体、膏剂或撒些粉末，这类液体、膏剂或粉末统称为按摩介质。

目前，按摩中运用的介质种类颇多，如滑石粉、红花油、冬青膏、葱姜水、薄荷水等，但在美容保健机构中最流行的按摩介质就是精油。

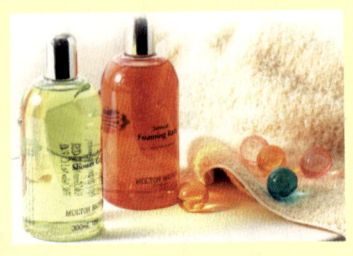

精油包括单方精油和复方精油两大类，是由纯天然植物提取物并结合现代科技精制而成，主要用于肌肤或局部按摩、熏蒸、沐足、浴足、刮痧或鼻吸入等，能对细胞起修复作用，是改善亚健康状态的时尚享受法。

其基本使用方法如下：取适量精油于按摩部位，以专业手法按摩10～20分钟，最后洗净即可。

使用精油这种介质，除了可以滋养皮肤，精油的香气对个人情绪状态也有莫大的影响，精油的香气可以随鼻腔进入脑中的脑叶系统，这里是人类无意识和情绪领域的大门，透过精油的吸收和渗透，大脑会产生愉快的感觉，有助于被按摩者情绪的释放、全身压力的舒缓。

第五节 滋养肾的特效穴位与经络

肾属水，中医认为，肾为人体先天之本，主生殖发育、藏精充髓、管理水液等。肾亏精损是引起脏腑功能失调、产生疾病的重要因素之一。故许多养生专家把养肾作为抗衰防老的重要方法。

太溪

太溪穴在足内侧，内踝后方，内踝尖与跟腱之间的凹陷处。太溪穴是足少阴肾经原穴，具有较强的补益肾气的作用。因肾为先天之本，主生殖，司二便，主骨生髓通于脑，为作强之官，刺激太溪穴对全身很多脏腑器官均有调整作用。按摩时可盘腿端坐，用左手拇指按压右踝后太溪穴（内踝尖与跟腱的中点），左旋按压10次，右旋按压10次，然后用右手拇指按压左踝后太溪穴，手法同前。

太溪穴是大补穴，凡是肾虚引起的各种症状，如腰酸、头晕、耳鸣、脱发、牙齿松动、哮喘、性功能减退、习惯性流产等症，都可通过刺激这个穴位收到明显的疗效。

太溪穴是大补穴，经常按摩可以补虚养肾

复溜

"复溜"就是让血液重新流动起来的意思,该穴在太溪穴之上3横指处。该穴位治汗效果最好,无论多汗还是无汗,都可以选择此穴。有针灸专家认为针刺此穴以滋肾阴的效果极好,所以有怕热口干、夜间烦躁难眠的患者,也可以多按摩复溜穴,以减轻症状。本穴为肾经母穴,根据"虚则补其母"的理论,肾经虚症,均可取本穴补之。而太溪、复溜两穴常相配而用。有病治病,无病强身,若同时在肾俞、关元、气海等穴拔罐,更能起到补益之功效。

绝骨

肾主骨生髓。主,有主持的意思。"肾主骨"包含肾充养骨骼,以及维持两者生理功能之意。骨骼起支持人体的作用,为人身之支架,肾主藏精,而精能生髓,髓居于骨中,骨赖髓以充养,髓会绝骨,故绝骨为治疗脑病的主穴,有补肾健脑之功效。大杼穴在脊椎之旁,脊椎骨又称杼骨,故称大杼穴为骨会。临床可用于脊椎不利,虚劳发热等骨病。绝骨穴与大杼穴有补肾壮体之功。

绝骨穴位于外踝直上3寸许的腓骨凹陷处。《灵枢·经

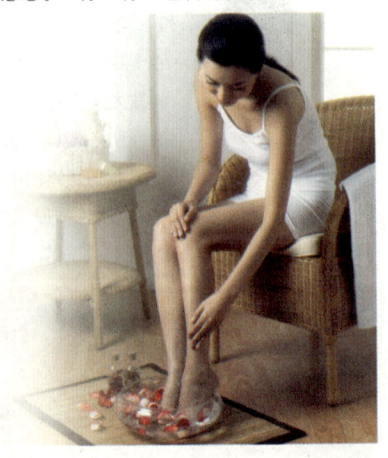

足浴时顺便按摩一下绝骨穴,可以补肾壮骨

脉》云："胆足少阳之脉，直下抵绝骨之端。"腓骨在此突然陷下如尽，故名绝骨。又因此穴为小儿悬挂响铃之处，小儿悬带响铃似钟，故又名"悬钟"。骨者髓之府，骨者髓所养，髓藏骨中而充养骨骼，因此，本穴善治骨病，多与骨会大杼穴（在背部，当第一胸椎棘突下，旁开1.5寸，杼骨即第一椎骨）相配，治疗髓虚所致的骨痿、腰酸胫软、软骨病、下肢痿软等证，经常按摩绝骨有补髓壮骨之效。

涌泉

涌泉为肾经井木穴，肾属水，木气通于肝，故涌泉穴能兼通肝肾二经。肝主疏泄，故涌泉穴可滋肾水而涵肝木，治疗由肾阴不足所致的咽喉肿痛、肝郁不舒所致的神志等疾患。涌泉穴是肾经的一个重要穴位，经常按摩此穴，有增精益髓、补肾壮阳、强筋壮骨之功效。

中医认为：肾是主管生长发育和生殖的重要脏器，肾精充足就能发育正常、耳聪目明、头脑清醒、思维敏捷、头发乌亮、性功能强盛。反之，若肾虚精少，则记忆力减退、腰膝酸软、行走艰难、性能力低下、未老先衰。涌泉穴位于足底，在足掌的前1/3处，屈趾时凹陷处便是。按摩涌泉穴的具体方法如下：每晚睡前，盘腿而坐，赤足，用左手拇指按压右足涌泉穴，左旋按压30次，右旋按压30次，然后用右手拇指按压左足涌泉穴，手法同前。若能长年坚持，能增强肾功能。在补肾的功用上，太溪、复溜、涌泉穴堪比枸杞、虫草、鹿茸等补肾佳品，堪称是生命至宝。

我们每个人都有两个"长寿穴"，一个是涌泉穴，另一个是足三里穴。涌泉穴补先天，足三里穴补后天，若常"侍候"这两个穴位，便可身体健康，延年益寿。

中医偏重养生，养生旨在促进健康。五脏是生命之

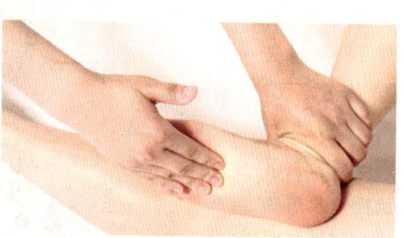

涌泉穴是长寿穴，经常按摩可以使身体强健，延年益寿

源泉，人们的许多病证通常与五脏息息相关，例如生理期经少与肝、肾有关；消化不良、腹泻与脾有关；失眠问题与心有关。五脏是人类生命的根本，如果五脏的功能失调，必然导致各种疾病和病证出现。合理有效的五脏调理方法，是治病的根本。我国传统的养生方法，都是通过对五脏的调理，来达到祛病养生的功效。

肾经、膀胱经

足少阴肾经起于足底涌泉穴，止于胸前的俞府穴，主要循行于下肢的内侧和躯干的前面，沿前正中线的两侧。肾是先天之本，大多来自父母的遗传，如果先天禀赋薄弱，那就更需要后天的滋补。人过中年易出现夜尿频多、精力不济、腰酸腿软、失眠多梦、胸闷气短、耳鸣耳聋、发落齿摇、易患感冒、四肢畏寒怕冷等肾虚之

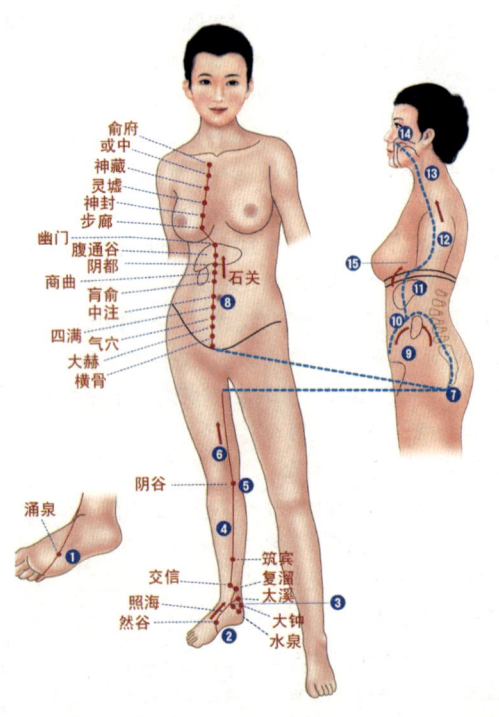

足少阴肾经

症,这时就需要锻炼经络来修复身体器官的损伤。

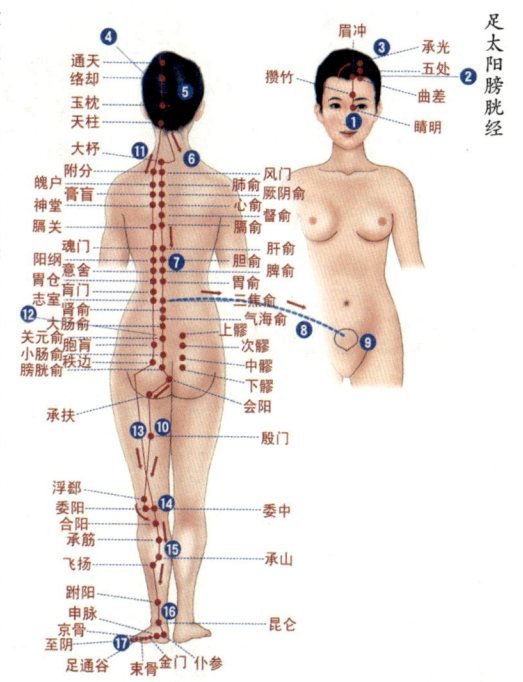

"肾藏生殖之精和五脏六腑之精""肾为先天之根"人体在过申时泻火排毒,肾在酉时进入贮藏精华的阶段。足少阴肾经的经气在酉时(17:00~19:00)最旺。此时不适宜做高强度运动,也不适宜大量喝水。而与肾经相表里的足太阳膀胱经的经气在申时(15:00~17:00)经气最旺。膀胱贮藏水液和津液,水液排出体外,津液循环在体内。若膀胱有热,可致膀胱咳,咳而遗尿。申时人体体温较高,阴虚的人最为突出。此时适当地活动有助于体内津液循环,喝滋阴泻火的茶水对阴虚的人有益。

膀胱经是人体中阳气最盛的一条经络,肾经与膀胱经经气在足部相接,所以按摩膀胱经和肾经,一阴一阳相互补充,更能补益肾脏。15:00~17:00一般是人们工作或学习的时间,这个时间可以在工作或坐着看书、看报时,缓缓地左右转动身体5~6次,双脚自然地前后摆动数十次,然后将手掌搓热,置于腰间膀胱经肾俞穴上,上下来回摩擦,直至腰部感觉发热为宜。

中医认为"腰为肾之府",常练此动作,对腰膝有益。同时,也可配合揉搓双腿,搓后全身发热,具有温肾壮腰、舒筋活血等作用。

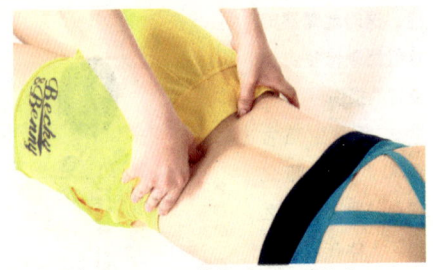

按摩肾俞穴,可以温肾壮腰、舒筋活血

国医小课堂

按摩的注意事项

◎按摩前要修整指甲,用热水洗手,同时将戒指等有碍操作的物品预先摘掉。

◎患者与医师的位置要安排合适,特别是患者,宜取坐卧等姿势,既舒适又便于医师操作。

◎按摩力度要轻重合适,并随时观察患者表情,以患者有舒服感为宜。

◎按摩时间每次以20~30分钟为宜,12次为一疗程。

◎患者在大怒、大喜、大恐、大悲等情绪波动较大的情况下不要立即按摩。

◎按摩时,有些患者容易入睡,应取毛巾盖好,以防着凉,注意室温。

◎女性在怀孕期间最好不要按摩肩井、合谷、三阴交、昆仑等穴位及小腹、腰骶部(月经期亦如此),以防发生早产、流产、月经紊乱等症状。

◎患有各种疾病,特别是严重的心、肝、肾等疾病患者应谨慎按摩或禁止按摩,必要时要在医师指导下进行。患有传染病的患者,如肝炎、肺结核、流感、流脑、性病等,禁止按摩。

第四章 10大特效穴位与经络养生四季各不同

人们身体的调养要顺应春、夏、秋、冬的季节变化，不同的季节，养生方法各不相同。在长期的生活实践中，我们总结出春养肝、夏养心、长夏养脾、秋养肺、冬养肾的五脏调养法，同时还要注意不同季节的阴阳平衡。只有选择了适应季节的养生之道，我们的身体才会有安全稳固的保障。

第一节 特效穴位与经络的春季养生

四季养生，是指顺应自然界春、夏、秋、冬的季节变化，通过调养护理的方法，达到健康长寿的目的。一年四季气候的更迭、阴阳寒热的变化，直接影响着人的生命活动。要想身体健康，我们必须根据四季变化作出相应的调理。正如《素问·四气调神大论》所言："逆之则灾害生，从之则疴疾不起。" 根据四季气候的特点，中医总结出春养肝、夏养心、长夏养脾、秋养肺、冬养肾的五脏调养法，以及"春夏养阳、秋冬养阴"的经验，这对四季养生有重要意义。春季生发、夏季生长、秋季收敛、冬季收藏，人们的生活要顺应这样的规律，才能健康长寿。

春季养生守则

□ 养肝保肝

春季是万物开始生长之季，天地之气开始萌发，可以说是我们养生的最好时机，也是养肝的最好时节。而胆的功能是贮存与输送胆汁，以助肠胃消化、吸收营养。肝胆相表里，功能相辅相成，胆汁的分泌与肝密切相关。肝疏泄正常，胆汁才能充盈，所以春天应肝胆并养。对于春季保肝来说，厥

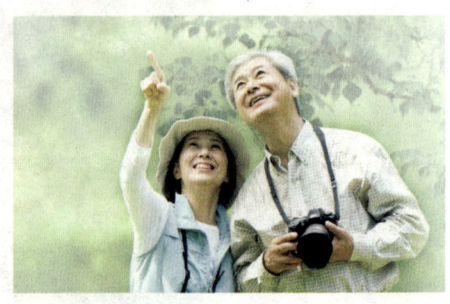

春天多参加户外活动，如散步、踏青，有助于调养阳气、保肝养生

阴与少阳是首选医师。

春季是肝病发病率较高的季节,所以在春天进行保肝、养肝、预防各种肝病显得尤为重要。春季养肝的注意事项之一为不宜多食酸味食物,容易导致肝火旺。"五脏有疾,当取之原",太冲穴为养肝首选。另外,滋养肾经也可保肝,肾属水,肾经原穴太溪是肾水之经经气流止之所,经常按摩太溪穴,可滋水涵木。五行属金的肺经也可用来平肝,"合治内腑""荥主身热",可以选用肺经合穴尺泽穴及鱼际穴来平肝火、祛肝热。综上,太冲、太溪、鱼际和尺泽穴都是春季首选的保肝大药。

□ 调养阳气

春为四季之首,万象更新,自然界中阳气开始升发,万物复苏,万事万物都呈现欣欣向荣的景象。"人与天地相应",春季时,人体的阳气也顺应自然,向上向外宣发。因此,春季养生要掌握春令之气向外开发舒展的特点,注意调养体内的阳气,春季多参加户外活动,如踏青、散步、春游等,可使人体阳气充沛、逐渐旺盛起来。凡有耗损阳气和阻碍阳气的情况都应避免。可以说,春季是调养阳气的最好时节。

春季养生的特效经穴

□ 太冲、太溪、鱼际、尺泽

太冲、太溪、鱼际、尺泽穴可以说是春季养生的特效经穴。用这4个穴位保养肝脏的具体方法如下:早起先按揉肝经上的太冲穴、肺经上的鱼际穴和肾经上的太溪穴,每穴每次3分钟;晚上睡前用热水泡脚,然后依

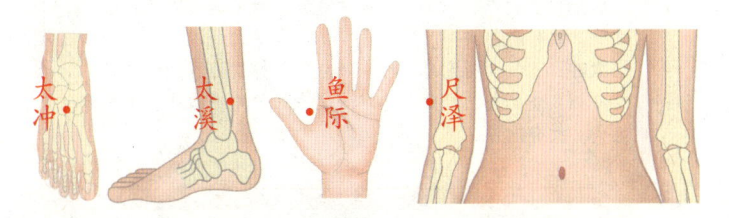

次按揉鱼际、太冲、太溪穴，每次每穴3分钟，再加按肺经上的尺泽穴3分钟。最后提醒大家，多喝水也有助于平肝火、祛肝热；舒畅的心情也非常有利于舒肝利胆。另外，还可以吃一些舒肝胆的食物，如蒿子秆，或用柴胡3克、竹叶3克泡水饮，或薄荷泡水饮等。口苦、舌苔黄、胁肋不舒，可吃苦丁菜或服加味逍遥丸。在平时的饮食中，多吃萝卜、青菜和水果，少吃油腻食物。通常春季较少用补养药膳，吃一些清淡的食物即可。胆经经气在晚上11：00至第二天凌晨1：00最为旺盛，肝经经气在凌晨1：00～3：00最旺，半夜是血液回归到肝脏最集中的时间，这段时间不要熬夜，因为只有闭目血才能归肝。如果这段时间熬夜，一定会耗伤肝阴肝血，日后花几倍的时间都不一定能补回来。有句俗话说："子时睡得好，比吃补还好。"按《内经》的观点，春天应该"早睡早起"。

□ 阳陵泉、承山、承筋、肝俞

春天易伤肝，而筋与肝的关系最密切。筋要靠肝濡养，所谓"肝主筋"。春天腿脚易抽筋，所以我们在春天养肝的同时还要养筋。说到筋

国医小课堂

穴名趣解

◎**太溪**：太，大的意思，溪，大水流。太溪穴为肾经的输穴和原穴，肾水出于涌泉，通过此穴，聚流而成大溪，故名太溪。

◎**鱼际**：鱼际位于手掌大鱼际的边际，大鱼际形同鱼腹赤白之状，故有此名。

◎**太冲**：太，大的意思；冲，冲盛。太冲穴为肝经之原穴，为冲脉之支别处，肝藏血，冲为之源，肝与冲脉脉气相和而盛大，故有此名。

病，我们不能不提足太阳膀胱经。事实上，膀胱经上的某些穴位在治疗筋病方面有立竿见影的疗效。阳陵泉、承山、承筋和肝俞穴是春季养肝伸筋的大穴。肝俞穴位于背部第9胸椎棘突下旁开正中线两横指，是肝经之气输注于腰背部之处；承山穴位于小腿的腓肠肌肌腹下尖角凹陷处；承筋穴位于小腿部腓肠肌肌腹中央。这三个穴位都属于足太阳膀胱经，后两个穴位于小腿上，都是伸筋之要穴。 如果你静坐的时间长了，小腿肚抽筋，按揉腿肚时着力按一下承山穴，并持续按揉3～5分钟，抽筋的感觉就会没有了。阳陵泉是足少阳胆经经穴，又是胆之合穴和筋之会穴，故本穴对于胆腑疾病及筋病（包括疼痛、弛缓和拘挛）有较好的治疗效果。 春季可多到户外做伸筋压腿的运动，多搓摩小腿，提拿小腿肚，并可点按两肝俞，多吃一些养肝阴、肝血的药食，或吃点牛筋、猪蹄以养肝柔筋。 日常养生可服酸枣汁，或用木瓜3克、芍药3克、甘草3克泡水喝。 春天是自然之气萌生的季节，这时人体的阳气也顺应自然，有向外、向上生发的特点。春天梳头，尤其是常用五指干梳头，有宣发意志、舒畅气血、通达阳气的作用，同时还有促进脑神经的功能，能起到健脑提神、解除疲劳的作用，从而使大脑保持清醒，

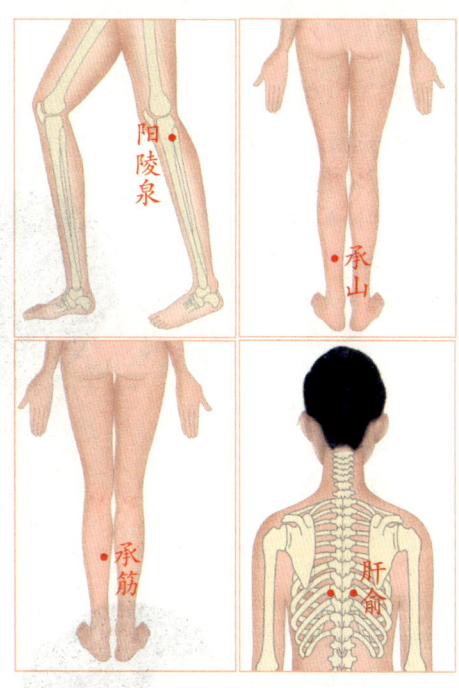

防止大脑老化等。

翳风、风池

风为百病之长，春季养生最应重视养肝息风，养肝息风的关键是要防风。在大风呼啸时，空气的冲撞摩擦噪声会使人心里感到烦躁不适。人体中凡是穴位名带"风"字的穴位均可防治风邪，最常用的穴位有翳风、风池，临床操作时，我们可以结合具体病证适当选用。

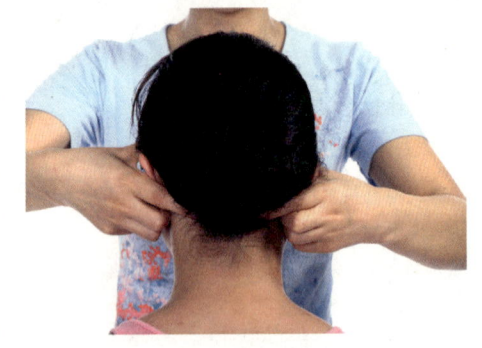

经常用大拇指及四指按摩后脑风池穴，可缓解头痛

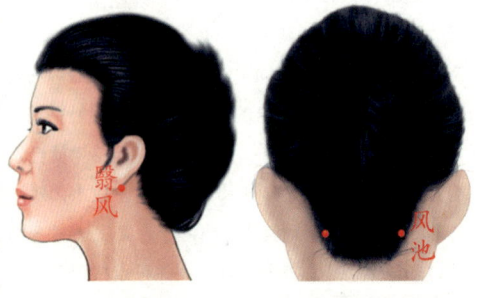

风池穴位于项部，在枕骨之下，与风府相平，胸锁乳突肌与斜方肌上端之间的凹陷处，为治风之要穴。翳风穴在耳垂后方，乳突与下颌角之间的凹陷处。翳风穴为手少阳三焦经经穴，善于驱除风邪、治疗风病，以及治疗该穴位局部和邻近部位的病证。我们可通过揉按颈后的风池穴，或在背部的风门穴拔罐或刮痧来预防伤风感冒及头痛。风邪上犯，易袭阳位，头部易受风邪，我们经常用大拇指及四指按摩后脑风府穴、风池穴就可预防或缓解头痛；按摩翳风穴可缓解风吹面部的不适感。

第二节 特效穴位与经络的夏季养生

夏三月谓之蕃秀，应于人体，主生长旺盛。心主长养，夏天天地气交，应于心。心主血脉，要气血流畅才利于长养。夏天长养好了，秋冬才有物质基础。长夏主化，应于人体，是长肌肉、长骨、长个子的大好时机，这时期人体的消化功能处在最旺盛的阶段，脾胃好的人要吃好，脾胃虚的人更不能放过这个健脾补脾的好时机。

夏季养生守则

□ 养心

心对应"夏"，也就是说，在夏季心阳最为旺盛，同时也提醒人们在春夏之交要顺应天气的变化，重点关注心脏保养。夏天是养心的季节，虽然天气炎热，但是也应该适量地做一些运动。青年人可以做伏地挺身、单杠或吊环运动，老年人可做一些甩手运动，对心脏会有所帮助。夏季，游泳是最佳的锻炼方式，划水时水流对上肢的经脉可产生良性刺激，以起到锻炼的作用。

夏季要晚睡早起，要保持情绪愉悦，切不可恼怒；要使自己的身心适应夏天的气候，心情

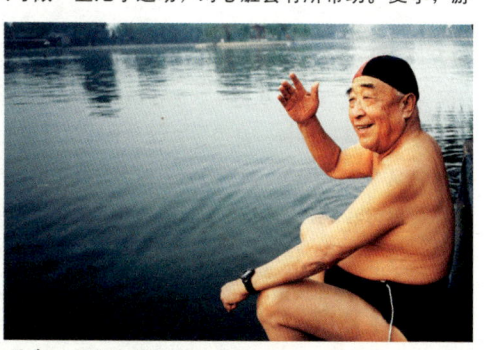

夏季游泳是最佳的锻炼方式

畅达，通泄自如。夏季要少吃热性食物，多吃酸味、甜味的食物以清热消暑，增加体内水分，从而补充汗水消耗的水分。

炎夏吃西瓜最好，有利尿之效。另外，不妨多吃苦瓜，苦味入心，可以退心火。冬瓜汤也可起到清凉退火的功效。

☐ 养脾胃

夏季外界阳气盛，人体的消化功能也处在最旺盛的阶段，正是补脾的好时机。夏季多雨，加上不讲究饮食，大量食用生冷瓜果及冷饮，或者大汗后用冷水洗澡，都容易导致人体伤湿，出现头昏困乏、身重无力、精神萎靡、不思饮食等症状。在实际生活中，我们也经常会看到这样一种人：站着就觉得累，总想坐着或躺着。这是因为长夏易伤湿邪，尤其是脾湿特别重的人，就会出现这种现象。而且脾主肌肉四肢，"久坐伤肉"，伤肉就是伤脾。如果我们天天坐办公室不运动，会越来越不愿动，长期下去就会对脾造成伤害，吃饭也不香。因此，夏天要注意防雨防潮，不要贪吃生冷食物。夏天贪食生冷食物，容易寒积脾胃，影响消化系统功能。上午是脾胃经经气最旺盛的时间，脾胃经循行于腿的两侧和胸腹部，所以揉搓、敲打两腿，或推摩腹部，都是滋养脾胃的好方法。

☐ 防冬病

冬季常发的慢性病及一些阳虚阴盛的疾患，往往可以通过伏夏时的调养使病情得以好转，其中以老年慢性支气管炎和哮喘的治疗效果最为显著。夏季气温最高，阳气最盛，患者阳气充实，抵抗力增强，这时治疗疾患可用灸治、敷贴穴位法。比如选择大椎穴和两侧肺俞穴、心俞穴、中府穴，将白芥子、柴胡、细辛、甘遂四味药研末，姜汁调糊敷贴于穴位上2～4小时。每隔10天贴1次，连续贴5次，可预防或减轻冬季哮喘。此外，冬季的常发疾患，如肺气肿、肺心病、支气管炎等都可在夏季调养，使病情得以好转。

夏季养生的特效经穴

□ 心包经

夏季五行属火，通心，走心包经、心经。这两条经络在手臂内侧，夏天多按摩，多做手部伸展运动，可以预防中暑。

锻炼心与心包两经，还可两手用力握拳，吸气时放松，呼气时紧握，连续做6次，调节手三阴经气血，这对于调节气息及血液循环有很大益处。而且用力握拳时，可以起到按摩掌心劳宫穴的作用，劳宫穴为手厥阴心包经荥火穴，具有清心火的功效。如在练习时手握健身环，则效果更佳。

□ 脾胃经

上午是脾胃经经气最旺盛的时间，脾胃经循行于大腿两侧和胸腹部，所以揉搓、敲打两腿，或推摩胸腹都是滋养脾胃的好方法。还可用较厚的纱布袋，内装炒热的食盐100克，置于胃脘部，有温中散寒止痛的功效。

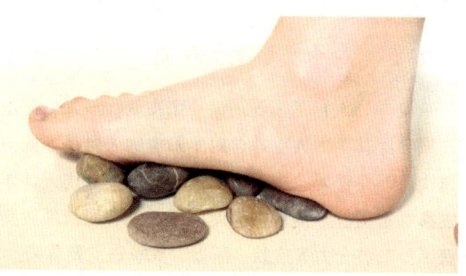

光脚踩在鹅卵石上，可以促进血液循环

夏季锻炼身体，步行是很好的运动项目，如果能光脚走路，尤其是光脚在刚割过的草地或者鹅卵石上散步，不仅舒服，对身心健康也大有益处。为什么这样说呢？这是因为足底有人体所有内脏的反射区，光脚走路可以对足底的反射区进行刺激，从而改善血液循环，促进健康。

□ 阴陵泉、印堂

夏季是一年中人体新陈代谢最活跃的时候，室外活动多，活动量也相对较大。加之夏季昼长夜短，天气炎热，睡眠时间也较其他季节少一些。

77

因而,人体内消耗的能量多,血液循环加快,出汗也多,汗又为心之液,所以在这个季节心脏的负担是比较重的,倘若不注意对心脏的保养,很容易使心脏受到伤害。因此,在中医的养生理论中,就有夏季宜养心的说法。夏季,我们坚持每天用拇指和食指提捏印堂穴所在的眉间的皮肤,稍向上拉50次,可使眼明心亮;坚持每天按揉阴陵泉穴3分钟,可以使整个

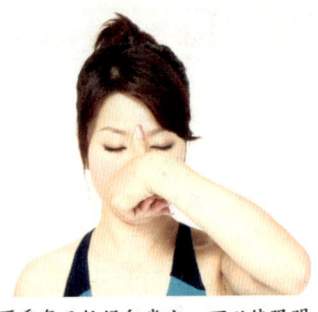

夏季每天按揉印堂穴,可以使眼明心亮

夏天脾胃消化功能保持正常,还可以祛除多余的湿气,为秋天的健康做更好的准备。

□百会、膻中、极泉、神阙

夏季,大自然阳长阴消,阳主动,在外,顺应阳长的气化趋势养阳,效果会比其他时候更好,对于阳虚的人更是如此。夏天暑热,易因贪饮冰镇饮品而得湿邪,中医认为湿为阴邪,好伤人体阳气,亦好伤脾阳,因脾性喜燥恶湿。一旦脾阳为湿所困,就容易出现脘腹胀满、食欲不振、大便溏稀、四肢无力等症状。所以,夏季一定要养阳。要多做头颈运动及按摩头部。比如,两手抱头,两中指按摩头顶正中的百会穴。

另外,夏天养生可做沙滩浴,还可以躺在阳光下晒肚脐。肚脐常被养生学家誉为保健要塞。肚脐为神阙穴所在,中医常用药物贴敷肚脐,以治疗心绞痛、消化不良等病证。经常按摩神阙穴还有预防和治疗中风的作用,能祛病健身、益寿延年。另外,还可摩擦前胸膻中,以提高身体免疫力。每天坚持用手掌摩擦前胸膻中穴上下部位30~50次,可激活胸腺,起到防病健身、祛病延年的作用。极泉为心经起始穴,刺激极泉穴可促进血液循环。腋窝是血管、淋巴、神经最丰富的地方,按摩极泉穴可使各器官的养分和氧气得到充分的交换,经常按摩极泉穴,大脑、心脏及肺部都能受益匪浅。

第三节 特效穴位与经络的秋季养生

秋天万物成熟，草木渐趋萧条，节气由阳转阴，这个季节应怎样养生呢？秋风劲急，地气清肃，万物色变，人们应早睡早起，以避免肃杀之气对人体产生不良影响；同时要神气渐收，思绪宁静，不让意志外驰，以适应秋季寒凉气候，这就是调养秋收之气的道理所在。如果秋收之气没有调养好，会损伤肺气，使人体适应冬季的能力降低。秋天内应于肺，和肺的关系最大，所以在人体的五脏中秋天重在养肺。

秋季养生守则

□ 养肺

中医学认为，秋季肺气当令，为秋季的主气，秋天的气与我们的肺脏是相通的。秋属金，通于肺，肺主皮毛，开窍在鼻，液通于涕。秋季天高气爽、气候干燥，燥是秋天的主气，总以皮肤干燥、体液缺乏为其特征。这时候容易患伤风感冒，皮肤比较容易干燥，鼻子容易过敏，或者经常口咽干燥。因此，秋季养生应遵循中医养生中提出的秋冬养阴的原则，应"防秋燥"，注意护阴润燥，以补肺为先。

□ 养胃肠

秋天，天干物燥，燥邪为主，燥气通于肺，而肺与大肠关系最密切。肺受到秋燥的伤害，肺津不能滋养大肠，就会形成津枯便秘。所以秋天要润肺生津，大便才能正常。由于秋季是夏转冬的过渡季节，由凉而渐寒，阳气开始下降，身体抵抗力下降。立秋之后不论是西瓜还是香瓜等都不宜多吃，否则会损伤脾胃的阳气。可多吃些具有润肺润燥的瓜果蔬菜，如梨、柿子、柑橘、香蕉等，还要特别注意"秋瓜坏肚"，食用应适量，不可恣意纵腹，以免伤害脾胃阳气。果蔬则可多食胡萝卜、冬瓜、银耳等及豆类、豆制品，还有食用菌类、海带、紫菜等。常言道："出门须防三、九月"，北方九月凄风苦雨，冷空气势力逐渐增强，气温日降，容易使人感冒，不管是出门的人还是待在家的人都应注意避免着凉。

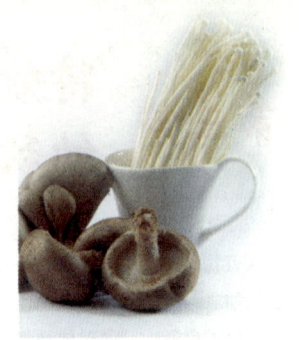

秋季多吃菌类，有助于增强免疫力、抵御秋凉

秋季养生的特效经穴

□鱼际、曲池、迎香、合谷

秋季养生应遵循中医养生中提出的秋冬养阴的原则，还要注意补肺。要想补肺，应该首选肺经上的鱼际穴和大肠经上的曲池、迎香、合谷穴。

鱼际穴位于第一掌骨中点桡侧赤白肉处，为肺经荥穴，善清肺之燥热；而大肠与肺相表里，我们可以按摩大肠经的原穴合谷及合穴曲池来补肺。另外，肺气通于鼻，迎香穴位于鼻部，按摩迎香穴可治疗鼻病。用两手食指尖端点揉鼻部左右两侧迎香穴各10次，可促进鼻黏膜血液循环，增强正常分泌，湿润鼻腔，并预防感冒和防治鼻炎。

秋天，气候干燥，人还容易咳嗽或干咳无痰，口干舌燥，这时候最好多吃些雪梨、鸭梨，生食能清火，蒸熟能滋阴，以防止口干舌燥。

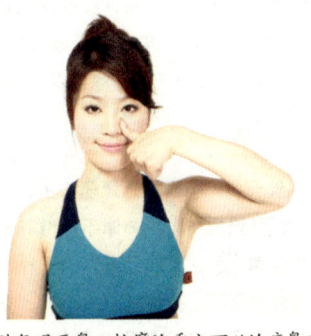

肺气通于鼻，按摩迎香穴可以治疗鼻病

第四节 特效穴位与经络的冬季养生

冬季草木凋零，蛰虫伏藏，用冬眠来养精蓄锐，为来年春天生机勃发做好准备。冬季，人体的阴阳消长代谢也处于相对缓慢的水平，是自然界万物闭藏的季节，人的阳气也要潜藏于内。因此，冬季养生的基本原则也应为藏。由于冬季主令的寒气最易伤肾，因而，要想安然过冬，很重要的一点就是"养肾防寒"。

冬季养生守则

□ 固肾

冬气通于肾，中医学认为，肾为"先天之本""生命之根"。冬季气温较低，肾又喜温，肾虚之人容易呈现内分泌功能紊乱、免疫功能低下、怕冷并容易患上感冒等状况，从而影响其他脏腑器官的生理功能。因此，冬季养生，重在养肾。

中医理论认为，寒与肾相对，寒气最易耗伤肾的阳气。肾的阳气一伤，容易患腰膝冷痛、风寒、夜尿频多、阳痿、遗精等疾病；肾阳气虚又伤及肾阴，肾阴不足，则咽干口燥、头晕耳鸣等症状随之而生。肾中精气的强弱决定着人的健康状况。冬天养肾不仅能增强人体抵御寒冷的能力，而且还可以提高人体的免疫力和抗病力，延缓衰老。

□ 阴阳并养

冬天应养阴，因为冬天是阴长阳消之际。所以，顺应冬天阴长的天时，应该给人体补阴，尤其是阴虚之体，冬天是赋予阴气最好的时机。咽干、失眠、多梦、舌质偏红、脉偏细者，多属于阴虚，冬天更应注意养阴。从大自然的阴阳变化来说，冬天是一年中阴气最浓的季节。阴虚的人应借此机会养阴，以调整、恢复自身的阴阳平衡。肾在液为唾，冬日以舌抵上腭，待唾液满口后，慢慢咽下，能够滋养和补充肾精。肾之经脉起于足部，足心涌泉为其主穴，冬夜睡前最好用热水泡脚，并按揉脚心。俗话说："春天易得头上病，冬天易得足下病"。所以春天要养头，冬天要养足。

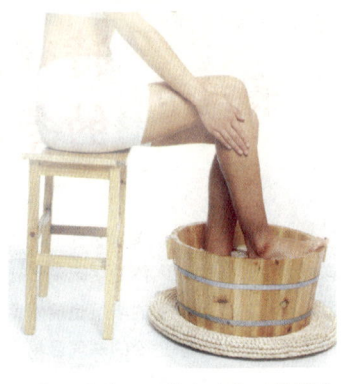

冬季睡前最好用热水泡脚，按揉脚心，有助于身体健康

冬季最宜食用滋阴潜阳、热量较高的食品。"冬吃萝卜夏吃姜，不劳医师开药方"的说法是有一定道理的。在冬季，为了保阴潜阳，宜食谷类、羊肉、鳖、黑木耳等食物，在烹饪方式上宜食热饮。但是，冬天也要注意养阳。因为冬天是四季养生的重中之重，冬天的养生质量关乎着来年的健康；冬主藏，为春季的生发积蓄能量，冬季藏得越好，下一年才能生机勃勃。冬天的阳气最宝贵，冬天日照短而弱，太阳很快就偏西，加之冬天天气寒冷，易耗损人体的阳气，所以冬天也必须重视养阳，这样才能更好地维持人体的阴阳平衡，阳虚的人更应注重。肾与膀胱互为表里，肾中精气有助于膀胱尿液的蒸腾汽化，老年人冬日养肾，具有缩尿之功效，可减少夜尿频多的现象。膀胱经脉行于背

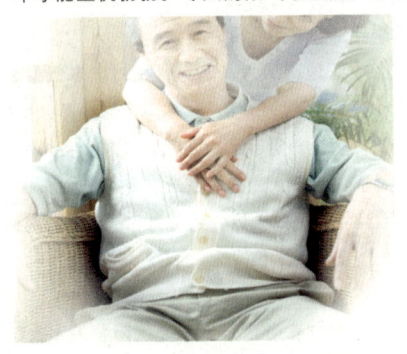

冬天应注意背部保暖，可以穿件毛背心或棉背心，以护肾阳

部，寒邪入侵首当其冲，故冬天应注意背部保暖，可以穿件棉背心或毛背心，以护肾阳。

冬季养生的特效经穴

肾经与膀胱经

冬季要想肾精充盛、肾气健旺，保健按摩是一种有效的方法。足少阴肾经经气在酉时（17：00～19：00）最旺，此时不适宜做太剧烈的运动，也不适宜大量喝水。而与肾经相表里的足太阳膀胱经经气在申时（15：00～17：00）最旺，由于膀胱经是人体中阳气最盛的一条经，肾经与膀胱经经气在足部相接，按摩膀胱经和肾经，一阴一阳相互补充，更能补益肾脏。肾经在我们的腿后内侧，膀胱经位于背部和下肢后侧，平时做一些对肾脏有帮助的运动，如打太极拳、骑自行车、散步或蹬楼梯等都可锻炼这两条经络。冬天在和煦的阳光下晒太阳，背对太阳，更是舒适无比。

关元、阴陵泉、肾俞、太溪

冬季对人体的主要危害就是寒气，但南北方有差别，南方寒湿较重，而北方则以寒气为主，所以保健时也要区别对待。南方人在冬季要以温阳化湿为养生原则，比如坚持按摩关元、阴陵泉和肾俞穴，可有效祛寒、祛湿。关元穴要用艾灸的方法，每天晚上艾灸5分钟，然后喝一小杯温开水；每周在两侧肾俞穴上拔罐5分钟，起罐之后按揉2分钟，或刮痧至有轻度出血点；阴陵泉穴位于小腿内侧在胫骨内侧髁后下方凹陷处，为脾经合穴，常用于化湿，每次用大拇指按揉3分钟即可。北方冬季的寒气里

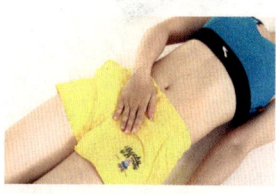

按摩关元穴

按揉阴陵泉穴

面经常夹杂着一点燥气,要温阳,还要注意不能化燥,应适当地滋阴,我们可以坚持刺激关元、肾俞和太溪穴。泡脚是祛寒最有效的方法,每天晚上临睡前1小时,在较深的盆中加入40摄氏度左右的热水,让水漫过脚踝,浸泡20分钟左右,就能感觉到全身发热,这说明血液循环畅通后身体开始发热。在泡脚的同时再揉搓双脚,按揉脚踝内两侧太溪穴5分钟,然后艾灸关元穴5分钟,再艾灸腰部两侧肾俞穴5分钟。

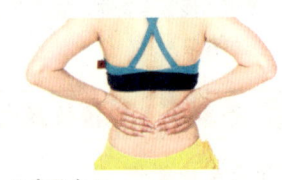

按摩肾俞穴

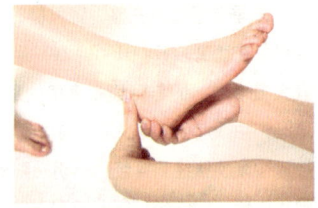

点按太溪穴

国医小课堂

冬季的养生饮食

冬季宜食用黑色食品,如黑米、黑芝麻、黑豆、黑木耳、黑枣、紫菜等食物,干果和坚果也具有补肾养肾的功效,如核桃、板栗、松子、榛子等,都非常适合冬季食用。

冬季宜吃一些坚果,补肾养肾

冬季固肾饮食调节也很重要。冬季要多吃温热的东西,如羊肉、狗肉、辣椒等,这对身体虚弱或阳气不振者非常有益。肾阴渐衰的中老年人可配食甲鱼等护阴之品,以求阴阳平衡。

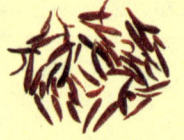

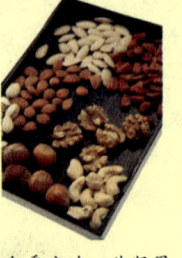

冬天做菜可以放一些辣椒调味,温热补肾

家庭生活幸福不仅需要我们用心去呵护，还需要夫妻双方性生活和谐。我们在享受人生的同时，如果掌握了身体上天然具备"性"福能力的特效穴位和经络，并巧妙运用它们进行保健，将会使我们的生活更加美满。

第五章 性保健的8大特效穴位与经络

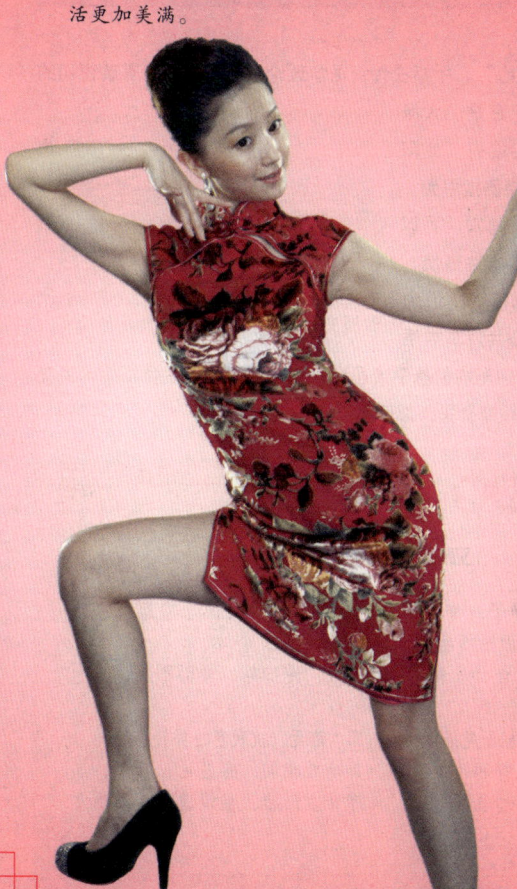

第一节 按一按,"性"福自然来

俗话说"十指连心",手指在传统医学理论中同人体经络有着密切的关联。尤其是食指,它是"大肠经"的通络,食指尖端有"商阳穴",位于食指尖端桡侧指甲旁。中医认为,经常刺激此穴,可以强精壮阳,保持充沛的性热情,推迟性衰老,防止阳痿等病证的发生。在上下班乘公共汽车或乘坐地铁时,用食指钩住车内的扶手或吊环,或在闲暇时两手食指相勾反复牵拉,或利用伞柄等按摩食指,都可起到良好的保健作用。

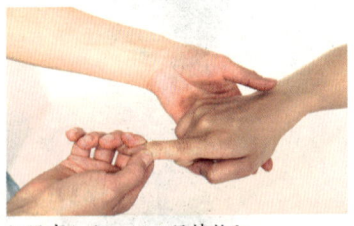

捏揉商阳穴,可以强精壮阳

国医小课堂

强精固肾的食物

◎**韭菜及其种子**:常食用韭菜炒虾仁或炒鸡蛋,内服韭菜子,具有壮阳固精的功效。

◎**山药**:山药含有尿囊素、精氨酸、淀粉等,补而不腻,为食补佳品。

◎**枸杞子**:枸杞子是强精固肾、固本培元、抗衰老的食补佳品。

◎**虾**:包括海虾和河虾两种,其功效相同,有补肾、壮阳、益气、开胃、通乳的效果,治疗肾虚阳痿、早泄遗精,效用显著。

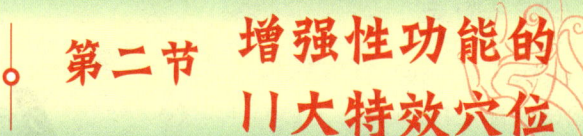

第二节 增强性功能的11大特效穴位

三阴交穴

三阴交，顾名思义，是肝经、脾经、肾经三条阴经交会之处。三阴交穴本身属于脾经，位于胫骨内侧、脚内踝上4横指处。针灸该穴主治遗精、阴茎痛、阳痿、小便不利、睾丸回缩等症，是治疗男子性功能障碍最常用的穴位之一。经常用手按摩此穴可增强男子性功能。平时坐在地铁或者公交车上时，就可以方便地按摩到三阴交穴，在不经意间就可达到强身助性的功效。

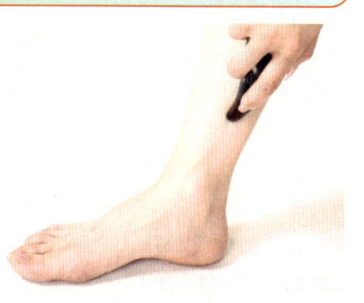

按揉三阴交穴，可以增强男子性功能

关元穴

随着生活水平的不断提高，人们对生活质量有了更高的要求。在满足基本物质条件的同时，对精神生活也有了更高的追求。另外，作为幸福家庭生活中的重要组成部分，"性"也就显得尤为重要了。然而，在现实生活中，生活节奏的加快、工作或事业的压力，使得很多男性身心倍感疲惫，劳累过度，再加上烟酒过量等问题使得男性性功能障碍，特别是阳痿、早泄的病发率呈明显上升趋势。其实，很多人并不知道，对于这类病证，人体本身自有妙招。

关元穴位于任脉，在下腹部前正中线，脐中下4横指处。关，即关藏；元，即元气。关元穴为关藏人身元气之处。任脉是不论男女都与其生殖系统有密切关系的一支经脉，任脉上有很多具有强精壮阳功效的穴位。可用指压法刺激关元穴，或是交替用左右手绕脐旋转按摩腹部，以刺激任脉上的相关穴位。

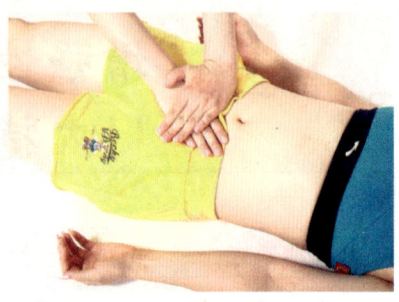

按摩关元穴，可以温补肾阳

关元穴是男子藏精、女子蓄血的地方，具有强壮身体的作用，为保健要穴。此穴偏于温补肾阳。《素问·生气通天论》言："阳气者，若天与日，失其所则折寿而不彰。阳气固，虽有贼邪，弗能害也。"

关元穴为小肠之募穴。小肠具有消化、吸收营养的功能，而小肠之所以能吸收营养，完全依赖于命门真火（肾间动气）充盛。要想患者的命门真火充盛，可灸小肠募穴关元。因此，古人有"关元主诸虚百损"之说。一般来说，一个人年过三十以后，阳气逐渐趋向衰退，宜常灸小肠募穴关元，可以增强小肠消化、吸收营养的功能，不但能治诸虚百损、真阳欲脱等症，而且可以益寿延年。

中极穴

中极穴位于人体下腹部前正中线上，曲骨上1寸处。取穴时，可采用仰卧的姿势。具体找法如下：将耻骨和肚脐连线五等分，由下向上1/5处即为该穴。该穴位正好在人身上下左右的中间，是身体的敏感点，具有益气温阳、摄津止遗的作用，可以治疗男女性功能低下及男性阳痿、遗尿、带下等症。可点按此穴或热敷此穴，都有增强性功能的效果。

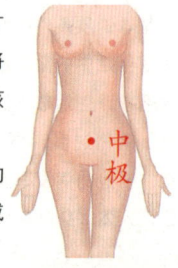

涌泉穴

涌泉穴位于足掌心，属于足少阴肾经。每晚临睡前用热水洗脚，以及用手指按压该穴，或放一条小圆木棍，赤脚踏上反复滚动，都可刺激该穴，有助于增强性功能。

筑宾穴

筑宾穴位于三阴交穴后上方约2寸，小腿肚内侧，属足少阴肾经，按摩刺激该穴可提高性欲。

太溪穴

太溪穴位于足内侧内踝后方，内踝尖与跟腱之间的凹陷处，具有益气养血、补益肝肾的作用。除了用以治疗遗精、阳痿、月经不调，还可以治疗糖尿病、高血压、前列腺肥大等病证。平时坐地铁或者公交车时，我们就可以很方便地进行按摩。

太冲穴

太冲穴位于足部，是肝经原穴，位于第1、2跖趾骨结合部之前的凹陷处。经常按摩此穴，能排解郁闷，让人心平气和、充分放松。

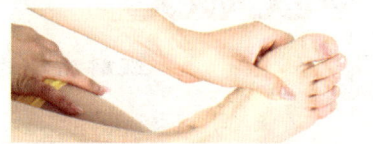

经常按摩太冲穴，可以排解郁闷，让人心平气和

足三里穴

足三里穴位于膝关节髌骨下、韧带外侧的凹陷处。多按摩此穴具有调理脾胃、补肾壮阳的作用，能治疗男性勃起功能障碍、早泄及女性性欲低下等病证。

肾俞穴

肾俞穴在腰部第2腰椎棘突下，旁开1.5寸。该穴具有补益肝肾、填精益髓的作用，常用于治疗遗精、阳痿、遗尿、月经不调、白带增多、腰痛、腰膝酸软、头晕目眩、耳鸣等症。

命门穴

命门穴在腰部后正中线上，第2腰椎棘突下的凹陷中。该穴具有补益肝肾、温肾壮阳的作用，可以治疗阳痿、遗精、女性带下、遗尿、尿频、月经不调，以及腰、手足发冷等症。

长强穴

人体后背的脊柱，是中医督脉的主要运行路线。用缓慢温柔的手法按摩脊柱，从颈部开始，沿脊柱下行，末端即为长强穴。"长"意味着循环无端、长大、旺盛；"强"则为健行不息、充实。这个穴位主治遗精、勃起功能障碍等与肾精相关的病证。

国医小课堂

缓解痛经的秘诀

痛经时，不妨利用空闲时间试试以下小秘诀。

◎以圆形木棒，在小腿内侧来回滚动以搓揉按摩，可以刺激小腿上的穴位，帮助舒缓生理痛。滚动木棒时要适当增加力度，这样效果会更好一些。

◎痛经时，在玻璃瓶中装上温热的水，并在后腰部滚动，通过对腰部的加热，促进局部血液循环，改善腰酸腹痛的情况。但注意水温不可过高，以免烫伤皮肤。

第三节 3大经络助你找回"性"福感

任脉

任脉上有很多可以增添"性"福的穴位,与生殖系统联系密切。除了前面讲过的关元、中极这两个在腹部脐下,具有益气补中、温肾健脾的作用,能治疗男子性功能低下、早泄、食欲不振等症的穴位,气海穴也具有同样的作用。气海穴位于下腹部前正中线上,脐中

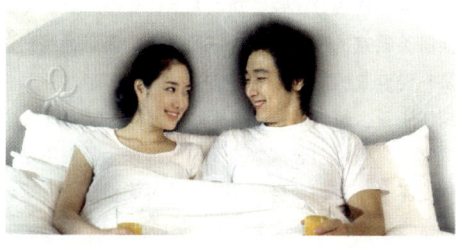

经常按摩有助于增强性功能的经穴,可让夫妻间的性生活更和谐

下2横指,具有益气助阳、调经固经的作用,可以治疗男子遗尿、阳痿、遗精、滑精,女子闭经、崩漏、带下及神经衰弱等症。

肝经

在人体经络中,与性之阴器联系最密切的莫过于肝经。足厥阴肝经"进入阴毛中,环绕阴部",其主病可见阴囊肿痛或下坠。足厥阴络脉,名蠡沟,经过胫骨部,上行到睾丸部,结在阴茎处;气厥逆则睾丸肿胀,突发疝气。实证,见阳强不倒,虚证,见阴部暴痒,可取足厥阴络穴——蠡沟治疗。足厥阴经之筋,结于阴器部位而与诸筋相联络。足厥阴经筋发病,可见前阴不能运用,若房劳过度,耗伤阴精则阴痿不举,伤于寒邪则阴器缩入,伤于热邪则阴器挺长不收。这说明肝经与性生活有着密切联

系。临床上除沿下肢内侧的肝经按摩以缓解性之阴器病痛外，还常用足厥阴络穴——蠡沟治疗阳强不倒和阴痒等症。蠡沟在小腿内侧，当足内踝尖上5寸，胫骨内侧面的中央。因近穴位处腿肚形如瓢勺（蠡，即瓢勺），胫骨之内犹如渠沟而得名。蠡沟为肝经之络穴，可用以治疗水疝、阳强、阴痒等症。

肾经

中医认为，肾为"先天之本""生命之根"。肾亏或肾气过早衰退的人，会出现内分泌系统功能紊乱，免疫系统功能低下等症状，并可影响其他脏腑器官的生理机能，导致早衰。要想肾精充盛、肾气健旺，保健按摩是一种有效的方法。阴窍是指前阴，即外生殖器。中医认为，阴窍是肾之窍，主管生殖与排泌，它依赖于肾的气化功能来维持正常生理功能。如肾气不足，可能引起尿频、尿闭、遗尿、肾阳不足，导致阳痿、早泄、性冷淡、不孕不育。肾经湿热下注，可能引起小便短赤不利，甚至血尿等。通过按摩阴经，可对这类病证起到较好地调治作用。

按摩时，可重点按摩涌泉、太溪等穴，能强筋健步，引虚火下行，坚持进行，能健肾固精。

国医小课堂

缓解性冷淡的生活窍门

◎积极参加体育锻炼，特别是进行体操训练，有助于增强性功能，消除性冷淡。
◎女性尽量少穿高跟鞋，因为经常穿高跟鞋会令腿部、会阴、下腹部的肌肉处于紧张状态，影响盆腔内的血液。
◎维持良好的夫妻关系，相互理解，多多沟通。